AF667518

Ernährungs-Grundlagen

1. Täglich mind. 2 Liter trinken. (30 ml / kg Gewicht)
   Das beste Lösungsmittel des Körpers ist Wasser.
   Ohne KohlenSÄURE, Zucker etc.
2. Während der Mahlzeiten nicht trinken,
   denn es verdünnt die Verdauungssäfte.
3. Den Anteil basischer Lebensmittel erhöhen:
   Obst, Gemüse, Salat auf möglichst über 50 %
4. Natürliches Salz, wie Kristall-, Himalaya-, Stein- oder Meersalz verwenden. Es hat mehr Inhaltsstoffe als das aggressive Natrium-Chlorid.„Tafel- oder Speisesalz“
5. Butter statt Margarine
6. Möglichst wenig abgepackte Nahrungsmittel (lieber Lebensmittel)
7. Keine Mikrowelle verwenden
8. „Gut gekaut ist halb verdaut“. Nur im Mund haben wir die Mahlwerkzeuge Zähne.
9. Bewusst essen: Sich auf die Nahrungsaufnahme freuen, mit Genuss essen. Nicht diskutieren, fernsehen, streiten
   - Vielleicht hilft ein Tischgebet oder ein kurzes Innehalten.
10. Milch ist eher was für Babys (meist nur für Babys)

Nicht alles so eng sehen : Du kannst Dich auch bewusst entscheiden, heute mal zu „sündigen“.

„Man nimmt nicht zu zwischen Weihnachten und Neujahr, sondern zwischen Neujahr und Weihnachten“

Christopher Thiele

Einsichten erhöhen die Aussichten

Brevier für ein langes (lebenswertes) Leben

2. Auflage

2. Auflage

Autor: Christopher Thiele, Heilpraktiker
mit eigener Praxis und Heilpraktikerschule,
Autor mehrerer medizinischer Fachbücher
Umschlaggestaltung: Melvyn Winker und Christopher Thiele
Lektorat: Beate Lütjohann
Verlag: tao.de in J. Kamphausen Mediengruppe GmbH, Bielefeld
ISBN: 978-3-96051-309-4

Printed in Germany

Danksagung

Ich danke meinem Sohn Melvyn Winker für seine Unterstützung als Computertüftler und Bildbearbeiter, meiner Frau Uschi und meiner Mutter Valerie für ihre Mithilfe und Lektorat.

Dank gilt auch meinem „Wahlbruder“ Jörg Neuhäusler für seine Unterstützung bei den Recherchen;

HP Anja Kuttruff-Bäurer für die Homöopathie-Auflistung, HP Bettina Westhoff, die mir ihr Referat über die Milch zur Verfügung gestellt hat und Dr. Heinz Reinwald für seine tollen Informationen zur Ernährung u.v.m.

Ich danke meinen Freunden /-innen HP Uschi Sauter-Müller, Claudia Spiegel und Inge Helwig für Lektorat der ersten Auflage und wertvolle Hinweise, und meiner Schülerin, Europasekretärin Beate Lütjohann für das Lektorat und Ergänzungen zur zweiten Auflage.

Und wir sollten nie vergessen, Dank „nach oben“ zu schicken, für die wunderbare Möglichkeit, uns selbst und anderen zu helfen.

Hinweis

Alle Angaben in diesem Buch wurden nach bestem Wissen erstellt, erfolgen jedoch ohne Verpflichtung oder Haftung des Autors und des Herausgebers. Die gegebenen Hinweise und Empfehlungen können bei schweren Erkrankungen den Heilpraktiker oder Arzt nicht ersetzen.

Das Leben ist Wandel – auch das des Autors.

Manches, was ich gestern noch missachtet oder nicht wahrgenommen habe, ist heute wichtig für mich.

So lasse ich mich auch gerne belehren, wachse selbst, freue mich auf regen Austausch und werde hoffentlich in einer folgenden Auflage neue Erkenntnisse und Einsichten haben und mit Euch[1] teilen.

Möge dieses Buch allen Beteiligten Freude, Erkenntnis und Wachstum bringen.

---

[1] Da ich mit vielen meiner Patienten und Schüler (der ersten Zielgruppe) „auf Du" bin, möchte ich dieses Buch auch „auf Du" schreiben. Alle „Sie´s" mögen es mir nachsehen.

Inhaltsverzeichnis

Vorab: (Vorwort 1)

An meine Schüler: ich kann Euch nicht durch die Heilpraktiker-Prüfung bringen. Das tut Ihr selbst. Ich zeige Euch die Tür – durchgehen müsst Ihr selber.

An meine Patienten: ich kann Euch nicht heilen. Das tut Ihr selbst. Ich gebe höchstens einen Schubs in die richtige Richtung.

An meine Leser: ich kann Euch Euren Weg nicht zeigen. Den dürft Ihr selbst finden. Gerne gebe ich Euch Einblicke in meinen Weg. Vielleicht bringt es Euch weiter, einen anderen Blickwinkel auszuprobieren.

Meine Aufgabe als Lehrer und Autor ist es, mich „überflüssig“ zu machen. Ihr dürft Euch die Rosinen rauspicken und den Rest liegen lassen.

„Man kann einen Menschen nichts lehren,

man kann ihm nur helfen,

es in sich selbst zu entdecken.“

Galileo Galilei

Vorwort (2):

„Einsichten erhöhen die Aussichten“

Das viel zitierte Kind, das vor der heißen Herdplatte gewarnt wird, hat spätestens nach seiner Verbrennung die Einsicht, dass die Warnung berechtigt war und dies erhöht die Aussicht, weitere Verbrennungen zu vermeiden.

Einsichten kann man durch Belehrungen, z.B. durch dieses Buch, Kurse, elterlichen Rat u.s.w. bekommen;

Ich habe meinen Eltern einfach geglaubt, dass harte Drogen schon nach einmaligem Versuch katastrophale Folgen haben können, mir diese Erfahrung erspart und wahrscheinlich meine Aussichten gesteigert.

Der Mensch hat dreierlei Wege klug zu handeln:

durch Nachdenken ist der edelste,

durch Nachahmen der einfachste,

durch Erfahrung der bitterste.

Konfuzius

Am nachhaltigsten sind Erfahrungen, Er-Leben !, „Try and error“ (Versuch macht kluch). „You never know, if you don´t try“ (du weisst es nie, wenn Du es nicht versuchst).

Es ist einfach spannend, einmal auszuprobieren, wie es sich anfühlt, eine Zeitlang von Gemüse und Kartoffeln zu leben und sich danach durch ein Schweinswürschtl schier außer Gefecht zu setzen.

Aber das Ganze geht ja noch viel tiefer !

Krankheiten sind Signale des Körpers, dass etwas nicht stimmt[2]. Während der Verzehr von unverträglicher Nahrung sich sofort und nachvollziehbar in Symptomen wie Übelkeit oder Durchfall äußert, dauern die „vielen kleinen Sünden“ länger, bis sie sich zeigen.

„Plötzlich“ hat der Mensch Rheuma, Diabetes mellitus, Gallensteine, Krebs u.s.w. -

Einsichten, wie es zu diesen Erkrankungen kommt, erhöhen die Aussichten, diese zu vermeiden.

Aber es geht ja NOCH tiefer !

Es sind nicht nur die feststofflichen Faktoren wie Nahrung, die traumatische Erfahrung mit einer hervorstehenden Kante oder kaum spürbare Faktoren wie Strahlung (Funk, Handy, Erdstrahlen, Radioaktivität), die Einfluss auf unsere Gesundheit haben.

Unsere Gedanken, Gefühle und Emotionen sind entscheidend an unserem Wohlbefinden beteiligt.

Wem hat ein Liebeskummer noch nie den Appetit verschlagen, wer war nicht schon vor Angst gelähmt. Im Kapitel über Ernährung schreibe ich, dass Stress oder Ärger „sauer“ machen.

„Nicht gelebte Emotionen“ können ein Faktor für die Entstehung von Krebs sein. Die Liste der Beispiele ließe sich noch lange fortsetzen ...

Wir machen ständig Selbstversuche (mehr oder weniger „freiwillig“, mehr oder weniger bewusst).

---

[2] meinen auch Rüdiger Dahlke, Luise Hay, Hulda Clark u.v.a.

Achte auf Deine Gedanken,

denn sie werden Worte.

Achte auf Deine Worte,

denn sie werden Handlungen.

Achte auf Deine Handlungen,

denn sie werden Gewohnheiten.

Achte auf Deine Gewohnheiten,

denn sie werden Dein Charakter.

Achte auf Deinen Charakter,

denn er wird Dein Schicksal.

Talmud

Einsichten, dass wir mit unseren Gedanken unser Leben beeinflussen, **erhöhen die Aussichten**, dass es für uns schön wird.

1 Bewusst sein – Erkenne Dich selbst

Spätestens durch Matrix(Energetics) und Quantenphysik und -heilung wissen wir, dass die Atome eine weniger wichtige Rolle spielen als der Raum zwischen ihren Anionen und Kationen (oder wie war das im Physik-/Chemieunterricht?) und vor allem als das Bewusstsein. Teilchen verhalten sich anders, wenn wir sie mit bestimmten Erwartungen/Wünschen beobachten[3].

Der Weg kann unterschiedlich lang und schwer sein, bis wir mit unserem Bewusstsein steuern, ob und wie weit z.B. Junkfood, Überzuckerung, Medienverblödung, Handystrahlung uns ungünstig beeinflussen.

Aber bis es so weit ist, empfiehlt es sich, seinen Körper und seinen Geist sauber zu halten und „artgerecht" zu nähren. Dadurch wird Vieles einfacher und die Chancen steigen, alt genug zu werden, um unser Dasein zu begreifen.

„Vertraue in Allah,

aber binde Dein Kamel fest"

Arabische Weisheit

Bewusst sein – wir verpassen unser Sein, wenn wir es nicht bewusst wahrnehmen.

---

3 vgl. z.B. Film „Lichtnahrung"

Ein Beispiel:

Das Duschen kann als körperliche Reinigung wahrgenommen werden. Manche nehmen es gleichzeitig als spirituelle Reinigung wahr, indem sie sich vor dem geistigen Auge die Aura vergegenwärtigen, die durch das fließende Wasser gereinigt wird.

Mancher nimmt es auch als sinnliche Erfahrung wahr, wie das Urelement Wasser die Haut umschmeichelt, auf die Haut prasselt u.s.w.

Ich habe mich selbst schon dabei ertappt, wie ich die Dusche **gar nicht wahrgenommen** habe, weil ich in Gedanken z.B. schon beim nächsten Termin war. Schade drum.

Es gehört Übung dazu, den „plappernden Affen" im Kopf zum Schweigen zu bringen, bzw. in die Beobachter-Rolle zu schlüpfen.

Das Denken, zu jeder Situation, jeder Person, jedem Ding ein Kommentar, wenn nicht gar eine BeURTEILung, und zu allem Überfluss auch noch mit ständiger Wiederholung[4], als ein „Werkzeug" zu erkennen, das wir nicht ununterbrochen oder unkontrolliert benutzen sollten.

Man muss nicht Buddhist sein, um Achtsamkeit, das Leben im Hier und Jetzt zu üben.

Ein hilfreicher Schritt dazu ist, das Denken als Werkzeug zu erkennen, das wir auch mal aus der Hand legen können.

(„We are human beings, not human doings")

---

4 „Jetzt – Die Kraft der Gegenwart" von Eckhart Tolle

2 Du darfst

Kein erhobener Zeigefinger, keine Dogmen !

Du musst gar nichts – Du darfst

Lieber mit Freude als mit Stress:

Wir dürfen uns als „Couch-Potato“ für den Rest unseres Lebens von unserem Fernseher hypnotisieren lassen, unsere Sinne mit Drogen aller Art benebeln (nicht nur illegale, auch Alkohol oder Zucker).

Wir dürfen uns per Smartphone und Internet in die multioptionale Verwirrtheit einklicken. Wir müssen uns keine Gedanken über den Sinn des Lebens, unsere Lebensweise und andere große Fragen machen.

Aber auch das sollten wir bewusst genießen.

Wenn wir das wegen „schlechtem Gewissen“ nicht können, oder uns dabei hohl und unterfordert fühlen, oder uns auch nur ein wenig die Tiefe und Sinnhaftigkeit fehlen, sollten wir etwas ändern.

Weiterentwicklung geschieht auch ohne unser aktives Zutun und wir werden trotzdem daran teilhaben. - Das ist so was Göttliches „sie säen nicht, sie ernten nicht ...“

Wir dürfen aber genauso aktiv mitgestalten – uns selbst erkennen, unsere Welt gestalten, uns selbst und möglicherweise andere begeistern – oder welche Ziele wir uns auch stecken mögen. - Bewusst !

Wer ist der Hauptdarsteller im Film Deines Lebens ? - Du selbst.

Wer ist der Regisseur ? - Du selbst.

Wer ist der Drehbuchautor ? - Du selbst.[5]

---

5 Michael Roads in einem seiner „Retreats“

Jeder entscheidet selbst – in seiner unendlichen Tragweite*

Um entscheiden zu können, müssen erstens die Informationen für eine Entscheidung vorliegen, zweitens das Gefühl dazu stimmen. Es soll sich gut und richtig anfühlen.

Glaubt mir nicht vorbehaltlos.

Stellt Fragen, recherchiert selbst.

Ich werde im Folgenden auch einige unangenehme Wahrheiten streifen, aber nicht, um Angst zu säen (vgl. Kapitel 16 – keine Angst!), sondern um Bewusstsein zu wecken.

„Oft hat man die Wahl zwischen dem einfachen
und dem richtigen Weg"

„Gott, gib mir die Gelassenheit,
Dinge hinzunehmen, die ich nicht ändern kann,
den Mut, Dinge zu ändern, die ich ändern kann,
und die Weisheit, das eine
vom anderen zu unterscheiden"

Dietrich Bonhäfer

„Wer heute den Kopf in den Sand steckt,
knirscht morgen mit den Zähnen"

---

* sich nicht zu entscheiden ist auch eine Entscheidung – meist lassen wir dann entscheiden

3 Selbstachtung und Wertschätzung

Ich bin mit mir zufrieden.

Wenn ich morgens in den Spiegel schaue, freue ich mich erst einmal, dass ich sehen kann. (Wie viele Menschen können nicht aufstehen, wie viele nicht sehen?)

Und was ich da sehe: einen voll funktionstüchtigen Körper der Gattung Wunderwerk Mensch. Allein zu welcher Feinmotorik meine Hände fähig sind ! Wow ! In meinem Mund fühle ich Unebenheiten von Zehntel Millimetern !

Meine Augenfarbe, meine Körperform, meine Haltung, meine vereinzelten grauen Haare – perfekt!

Das war nicht immer so:

Wie kann ein Tag schon werden, der mit geweckt werden losgeht? Sei es durch einen lästigen Wecker, sei es durch den noch lästigeren Nachbarn, der wohl sein erstes Krafttraining beim Hochziehen der Rollos absolviert, oder den mit der Kreissäge.

Also gut – bin ja wach – und überall zwickt´s und zieht´s.

„Wenn Du ab 50 morgens aufwachst und es tut Dir nirgends weh, bist Du gestorben“[6]

Blick in den Spiegel: zu viel Falten im Gesicht, zu viel Schwimmring auf den Hüften, zu viel oder zu wenig Haare hier oder dort.

Das ist die relativ heitere Darstellung, aber im Ernst:

---

[6] Patientenstimme

Du hast einen zu 99 % fantastischen Körper, warum legst Du Deinen Fokus auf das eine Prozent, das Dir missfällt (und auch über diese Prozent-Verteilung müssen wir nochmal reden).

Selbstachtung und Wertschätzung drücken sich nicht nur in unserer Wahrnehmung und im Denken aus, sondern auch in unseren Handlungen und Gewohnheiten.

Wie sehr schätze ich einen Menschen, dem ich ein Geschenk aus meiner „Trödel-Kiste“ mitbringe, wie sehr einen, dessen Wünsche ich wahrnehme und ihn mit dem Edelsten beschenke ?

Wo stehst Du selbst auf Deiner persönlichen Skala ?

Nährst Du Dich mit edlen, ausgewählten Speisen ?

Kleidest Du Dich, dass Du Dir gefällst ?

Zeigst Du Dich, wie Du wahrgenommen werden möchtest ?

Für die, die besonderen Wert auf Achtung und Wertschätzung von anderen legen:

Was strahlst Du denn aus, wenn Du Dir sagst:

„Für mich tut´s das Billigste.“ „Ich sehe nicht gut aus.“

Wenn Du Dich selbst bei einer Ungeschicklichkeit oder Vergesslichkeit als Blödmann, Depp oder blöde Kuh bezeichnest (und das noch mehrfach, so dass es richtig im Unterbewusstsein verinnerlicht wird).

Du möchtest Deinem Gegenüber Wertschätzung entgegenbringen ? Dann „übe“ an Dir selbst.

(Michael Jackson: „I´m starting with the man in the mirror“)

Der Weg der kleinen Schritte[7]

Für jemanden, dessen Tage ohnehin immer zu kurz sind, stellt eine Änderung der Lebensweise eine Herausforderung dar.

Da mag es hilfreich sein, die Technik der kleinen Schritte anzuwenden und anzuerkennen. Zum Beispiel zusätzlich zu den gewohnten Getränken ein Glas stilles Wasser trinken – jeden Tag.

Oder: Sich jeden Tag 10 Minuten Zeit für sich und seine Gesundheit nehmen, sei es für Atemübungen, Spazieren, Gymnastik oder Meditation (vgl. Kap. 8).

---

7 Ergänzung meiner Lektorin Beate Lütjohann

4 Ist-Zustand und Soll-Zustand[8]

Heute haben wir größere Häuser,

jedoch kleinere Familien.

Mehr Bequemlichkeit, aber weniger Zeit.

Wir haben einen höheren Bildungsstand mit mehr Wissen,

aber weniger gesunden Menschenverstand und Urteilsvermögen.

Wir haben mehr Experten, aber mehr Probleme.

Mehr Medizin, aber weniger gute Gesundheit.

Wir geben uns zu unbekümmert, lachen zu wenig,

werden zu schnell ärgerlich, stehen zu spät auf,

lesen zu wenig, sehen zu viel TV

und sind weniger rücksichtsvoll.

Wir haben unsere Besitztümer vermehrt,

aber unsere Werte reduziert.

Wir reden zu viel, lieben zu wenig

und lügen zu oft.

Wir haben gelernt,

wie man einen Lebensunterhalt verdient,

aber nicht das Leben.

Wir geben mehr aus, aber haben weniger.

---

8 George Carlin: Das Paradoxon unserer Zeit

Wir kaufen mehr, genießen es aber weniger.

Wir sind die ganze Strecke zum Mond und zurückgereist,

aber haben Mühe, die Straße zu überqueren,

um unsere Nachbarn zu treffen.

Wir haben das Atom,

aber nicht unser Vorurteil gespalten.

Wir schreiben mehr, lernen weniger,

planen mehr, aber vollenden weniger,

Wir haben gelernt zu eilen, aber nicht zu warten.

Wir haben höhere Einkommen,

aber niedrigere Moral.

Wir bauen mehr Computer, um mehr Informationen zu erhalten,

mehr Kopien zu erzeugen,

haben aber weniger persönliche Kommunikation.

Wir haben mehr Quantität statt Qualität.

Dies sind die Zeiten des Fast Foods und

der großen Männer mit wenig Charakter.

Mehr Freizeit, aber weniger Spaß.

Mehr Arten der Nahrung,

aber weniger Ernährung.

Zwei Einkommen, aber mehr Scheidungen.

Schönere Häuser, aber gebrochene Heime.

Deshalb schlage ich vor,

dass Du nichts für spezielle

Gelegenheiten aufhebst,

sondern jeden Tag, den Du lebst

als eine spezielle Gelegenheit behandelst.

Suche nach Erkenntnissen, lies mehr.

Setz Dich hin und bewundere die Aussicht.

Verbringe mehr Zeit mit Deiner Familie und

Deinen Freunden.

Iss Dein Lieblingsessen und besuche die Plätze,

die Du gern hast.

Das Leben: Das sind Momente des Genusses

und nicht Momente zum Überleben.

Trinke aus dem feinsten Kristallglas,

spare Dein bestes Parfüm oder Aftershave nicht,

sondern benutze es jeden Tag.

Streiche Wörter wie „später", „irgendwann"

und „nicht jetzt" aus Deinem Wortschatz.

Erzähle Deinen Familien und Freunden,

wie sehr Du sie magst.

Zögere nicht, das Lachen und die Freude an Deinem Leben zuzulassen.

Erkenne, dass jeder Tag, jede Stunde und jede Minute einmalig ist.[9]

---

[9] Welcher Tag ist heute ? - Der, auf den es ankommt !

5 Ernährung - Grundlegende Tipps

Schwupp – is der Fisch weg

ich habe lecker Schollenfilet mit Basmatireis und gedünsteten Bio-Karrotten mit Salat zubereitet.

Beim Essen bin ich voller Begeisterung für dieses neue Buch - „was könnte da noch stehen? - wen muss ich noch alles ansprechen?“ und so.

Schwupp is der Fisch weg – Da ich alleine bin und mit leerem Teller und Essbesteck am Tisch sitze, sprechen die Indizien dafür, dass ich ihn gegessen habe. Mist, die eigene Erkenntnis vergessen: Nahrungsaufnahme bewusst mit Achtsamkeit, Genuss und Bedacht.

5.1 Wie wir essen

Bevor ich mich über das WAS auslasse, erstmal kurz zum WIE:

„Gut gekaut ist halb verdaut“: Mahlwerkzeuge haben wir im Mund zur Zerkleinerung der Nahrung – nicht nur so klein, dass sie gerade das Halsloch runtergeht, sondern zu einem lecker Brei. Einspeicheln im Mund ist nichts Ekliges – das gehört so. Was wir im Mund vernachlässigen, muss der Magen nachholen und der kann´s nicht so gut und braucht dazu auch noch länger.

Unser Verdauungssystem ist so genial – es liefert uns genau die Verdauungssäfte, die wir brauchen. Es sei denn, wir verderben ihm die Suppe, indem wir die Verdauungssäfte panschen und verdünnen. Ich propagiere zwar viel Trinken, aber nicht während der Mahlzeiten ! (½ Std. vor bis 1 Std. danach, besser 2 Std.)

Beim Gedanken an ein gutes Mahl läuft einem das Wasser im Munde zusammen – die Verdauungssäfte werden angeregt. Nicht ans Essen denken – weniger Verdauungssäfte. Man muss ja nicht gleich religiös werden und ein Tischgebet sprechen, aber kurz in Dankbarkeit innehalten und auch dem Auge sein Fest gönnen ist erlaubt (auch religiös werden ist erlaubt).

Wenn wir dann noch das Mahl bewusst mit Aufmerksamkeit verspeisen, essen wir die guten Gedanken gleich mit.

Es empfiehlt sich, keine schwerwiegenden Themen während der Mahlzeiten zu wälzen, geschweige denn, sich z.B. durch TV abzulenken (schon gar nicht von **C**ontinues **N**egative **N**ews).

… und noch was, bevor wir zum WAS kommen:

Mit Liebe gekocht schmeckt es nochmal so gut. Es macht einen Unterschied, ob ich die Zutaten nach Rezept zusammenschmeiße oder ob ich mit Freude für meine Liebsten koche.

5.2 Was wir essen

Spart Euch nicht krank

Kippt jemand Heizöl in sein Auto, weil es auch brennt, aber billiger ist ?

Nein – weil das Auto ruck zuck kaputt wäre.

Apropos Auto: Wenn der Liter Öl für das Auto weit über 30 Euro kostet, nehmen wir das einfach zur Kenntnis. Der Liter Öl für unseren Körper sollte aber möglichst die 5 Euro nicht überschreiten?

„Für mich tut´s billig" ?

– Was ist das denn für eine Selbst-Wertschätzung ? (vgl. Kap. 3) - Schluss damit. „Das Leben ist zu kurz für billigen Wein!"

Es geht um die eigene Wertschätzung:

Mein wunderbares Geschenk Körper, mein Tempel, soll aus edlen Materialien zusammengesetzt sein, und lange halten. Man ist, was man isst. Aus meiner Nahrung entstehen meine Körperzellen.

Vorgestern erzählt mir ein Freund ganz stolz von seinem neuesten Schnäppchen: er hat im Großmarkt 10 Kilo Kohlrouladen mit Hackfleisch für 12 Euro mitgenommen. Im gleichen Atemzug fragt er mich, ob er mir ein Kilo schenken soll, weil sein Platz in der Gefriere nicht reicht. Ich lehne dankend ab. Welche Qualität hat vermutlich eine Kohlroulade, die mich vielleicht 40 Cent kostet ?

(zum Kohl mehr bei 5.2.5, zu Fleisch bei 5.2.7.)

5.2.1. (Keine) pauschale Regeln

Auch zur Ernährung gibt es keine pauschale Regel.

Wieder darfst Du Deine ideale Ernährung für Dich selbst herausfinden. Was allerdings für Viele günstig ist:

- wenig Tier, besonders Fleisch (s. 5.2.7)

  Aber auch tierische Produkte wie Milch und Milchprodukte, Eier u.v.m. können zu Schwierigkeiten führen (s. 5.2.8)
- Schweinefleisch ist besonders ungünstig (einige Weltreligionen haben schlauerweise schon ein Verbot eingebaut)
- möglichst keine abgepackte Nahrung
- Unverträglichkeiten herausfinden: ich arbeite mit kinesiologischen Tests. Manche mit dem Biotensor, mit Bioresonanzgeräten, mit Bluttests u.v.m. Es ist unglaublich, wie viele Menschen Nahrungsmittelunverträglichkeiten haben und es nicht wissen. Bei mir war es der Weizen. Seitdem ich Weizen weglasse, habe ich mal 20 Kilo abgenommen[10]. Meine Allergieneigung ist drastisch zurückgegangen, ich produziere weitaus weniger Abgase u.v.m. (Ich habe das Glück, dass ich die Alternative, den Dinkel, gut vertrage)
- Basenüberschüssig essen !!!
- Obst und Gemüse in Bio-Qualität ! (s. 5.2.5.)
- viel trinken, v.a. Wasser (s. 5.2.2.)
- Natürliches Salz verwenden (s. 5.2.3)
- mit Genuß und Freude essen

---

[10] „Waschbrettbauch? Hatt ich schon. - Steht mir nicht.“ Habe mir wieder einige Kilos rangefuttert, weil ich mich so wohler fühle.

5.2.2. Wasser

Das beste Lösungsmittel des Körpers ist Wasser – und zwar reines Wasser – ohne Kohlensäure, ohne Zucker, ohne Kaffee, ja selbst ohne Tee.

(Wenn wir ein Fenster reinigen wollen, nehmen wir doch auch keinen Tee.)

Wir bestehen zum größten Teil (ca. 70 %) aus Wasser.

Wasser ist auch das wichtigste Transportmedium des Körpers.

Zum Transport sollte mein Medium vorher leer sein. (Da fallen dann solche Begriffe wie „Konzentrationsgefälle" und „Gesättigte Lösung")

Wasser ist nicht nur Stoff- sondern auch Informations- und Schwingungsträger. Eindrücklich sehen wir das an Masuro Emotos Wasserkristallen: Er hat ein Quellwasser eingefroren und dann Bilder von den Kristallen gemacht: wunderschön, wie Schneeflocken; und das gleiche mit Londoner Leitungswasser: hässlich, wie ein Krebsgeschwür.

Er hat Wasser mit Klassik bespielt, eingefroren und die Kristalle fotografiert: sie sind wunderschön, wie Schneeflocken. Dann hat er Wasser mit Heavy Metal bespielt und die Kristalle sind hässlich, erinnern an eine Explosion. Schließlich legte er eine Kamillenblüte für eine Weile in Wasser – die Blüte wieder entfernt, das Wasser eingefroren und seine Kristalle waren geformt wie Kamillenblüten – schaut Euch das an![11]

[11] „Die Botschaft des Wassers" Masuro Emoto

Kein Leitungswasser, sondern Quellwasser !

Unser Leitungswasser wird nicht auf Medikamenten- und Hormonrückstände geprüft, die tonnenweise in das Grundwasser gelangen. Viele hundert Pestizide dürfen in Land- und Gartenwirtschaft eingesetzt werden – geprüft werden ganze zehn. Diese Liste ließe sich fortsetzen. Ich will keine Angst sondern bewusst machen. (s. Kap. 16)

Die meisten häuslichen Wasserleitungen sind aus Kupfer und geben kleinste Mengen davon an das Trinkwasser ab. Das aufgenommene Kupfer hat verschiedene Effekte auf den Organismus, unter anderem führt es zu Zinkmangel, da Kupfer und Zink Antagonisten (= Gegenspieler) sind. Zinkmangel wiederum setzt die Abwehr herab, führt also zu Infektanfälligkeit. Zinkmangel stelle ich häufig bei Diabetikern, Depressiven und Allergikern fest.

Wer nicht in der glücklichen Lage ist, an ein Wassernetz angeschlossen zu sein, das aus Quellwasser gespeist wird und über kurze Leitungssysteme verfügt (wie z.B. Unterkirnach), sollte hochwertiges Wasser in Glasflaschen kaufen oder sich über Wasseraufbereitungsanlagen Gedanken machen.

Aber vor allem: haltet Eure Augen offen, denn

„Es geschieht vor unser aller Augen. Und trotzdem nahezu unbemerkt von der Öffentlichkeit. Weltweit ist der Kampf um das Wasser entbrannt. Große Konzerne versuchen, sich die Rechte an dem wichtigsten Lebensmittel der Menschheit anzueignen.“[12]

---

12 „Fremde Wasser“ Wolfgang Schorlau

Wenn Wasser privatisiert wird, rückt Kapitalausbeute an die erste Stelle der Zielsetzung, nicht mehr Qualität und flächendeckende Versorgung. - Auch bei uns !

Noch während die Kampagnen laufen um TTIP zu kippen, wird schon über das noch intransparentere TISA verhandelt, das unter anderem die Wasserversorgung deregulieren und privatisieren soll.

Mit Kanada soll CETA verhandelt werden. (womit TTIP durch die Hintertür käme) Mit diesen Abkommen wird Konzernen wie Monsanto und Exxon ermöglicht, Staaten wegen des Verbots von Gentechnik oder Fracking zu verklagen. Geheim tagende, private Schiedsgerichte dürften Milliardenstrafen verhängen, die wir aus Steuergeldern begleichen müssten. Konzernnahe Anwaltsfirmen stellen zugleich Richter, Kläger und Verteidiger für diese Verfahren.[13]

---

13 www.campact.de – Bewegt Politik!

5.2.3. Salz

Das konnte ja Peter Ferreira nicht ahnen, welche Lawine er da auslösen würde ...

Er untersuchte das Salz eines bestimmten Stollens im Himalaya und stellte fest, dass es die gleiche Mineralstoffkombination wie die Urmeere und wie der menschliche Organismus hat.

Logisch, dass dieses Salz mit seinen 84 Elementen die ideale Ernäh-rung für den Menschen darstellt und den Namen Salz verdient hat.

Im Gegensatz dazu ist industriell runterreduziertes Natriumchlorid (NaCl) welches uns als „Tafelsalz“, „Kochsalz“, „Speisesalz“ verkauft wird, eigentlich zu aggressiv, um es als Unkrautvernichtungsmittel einzusetzen.

Warum eigentlich musste man, als ich noch Kind war, immer Reiskörner in den Salzstreuer tun, damit das Salz nicht verklumpt und warum muss man das heute nicht mehr ? Durch den Einsatz von „Rieselhilfen“ ?[14]

Jetzt fragen einige: ja aber was ist mit dem Jod ?

Keine Sorge, denn Deutschland ist „zwangsjodiert“: Jedem industriell hergestellten Nahrungsmittel ist jodiertes Salz zugefügt. Abgesehen davon stellt schon der Jahresbericht für 1994 des Umweltbundesamtes fest, dass die Bildung eines Kropfes nicht mit dem Jodgehalt, sondern mit dem Nitratgehalt des Trinkwassers zusammenhängt.

Jedes natürliche Salz ist besser als das, was wir als „Tafelsalz“ billig angeboten kriegen.

---

14 lt. Peter Ferreira so geringe Mengen von Aluminium, dass sie nicht ausgewiesen werden müssen.

Nicht jeder kann sich original **Himalaya-Salz** leisten, aber es gibt inzwischen günstigeres **Kristallsalz** (z.B. Alexandersalz), z.T. mit Öko-Test »sehr gut« bewertet (für wen das ein Kriterium ist).

Meersalz (wobei auch hier nicht alles gleich ist, da wir leider die Meere so ziemlich vergiftet haben) und (Ur-)**Steinsalz** sind weitere natürliche Alternativen.

5.2.4. Übersäuerung [15]

Ein grundlegendes Problem, das die Entstehung vieler „Zivilistionskrankheiten" begünstigt, ist die Übersäuerung des Organismus durch den Verzehr überwiegend säurebildender Nahrungsmittel (ich schreibe bewusst nicht LEBENSmittel).

Aber nicht nur was wir Essen macht sauer, auch was wir dabei empfinden (und nicht nur beim Essen). Nicht von Ungefähr kommt die Redewendung „jemand ist sauer": Ärger, Wut, Stress, Angst und Trauer machen sauer.

Lebensfreude, Optimismus, Muße und Liebe hingegen machen basisch.

Unsere Yoga-Lehrerin behandelte sich mit Eigenurin. An diesem schmeckte sie, ob sie sich am Vortag geärgert hatte.

Grundregulationssysteme wie Wasserhaushalt, Sauerstoffhaushalt, Elektrolythaushalt und Säure-Basen-Haushalt beeinflussen sich gegenseitig. Ein ausge-

---

15 „Body-Reset" siehe Quellenangaben

glichener Säure-Basen-Haushalt ist die Grundbedingung für die Funktion von Stoffwechselprozessen, nicht nur bei Verdauung und Ausscheidung sondern auch bei Kreislauf, Blutzusammensetzung und -reaktionsfreudigkeit, Abwehr, Immunität, Hormonproduktion, Kreislauf, Atmung u.v.m.

Es würde das Format dieses Büchleins sprengen, die Nahrungsmittel nach ihrem pH-Wert aufzulisten. Genauere Tabellen z.B. in „Body-Reset“, „Fit in die Kiste“, Internet.

Daher nachfolgend nur eine grobe Orientierungshilfe:

Basisch:

Getränke: Stilles Wasser, Kräutertee, Sahne, Buttermilch, Molke

Speisen: Viele Obst- und Gemüsesorten, alle grünen Blattsalate, Gurke, Kartoffel

Sauer:

Getränke: Mineralwasser mit Kohlensäure, Kaffee, alkoholische und zuckerhaltige Getränke, Fruchtsaft etc.

Speisen: Fleisch, Zucker, Weißmehlprodukte: Nudeln, Pizza, Brot, Ei, Hartkäse, Joghurt, Quark, Nüsse (außer Mandeln)

Einige Nahrungsmittel reagieren auch unterschiedlich, je nach Stoffwechsellage: Eine Banane ist immer basisch, Fleisch immer sauer; aber saure Früchte oder bestimmte Gemüse werden beim übersäuerten Organismus sauer verstoffwechselt, beim normalen Organismus werden mehr Basen frei.

Um den Körper basisch zu bekommen, kann Calzium-Citrat hilfreich sein. Nicht Calzium-Carbonat, welches gleich die Magensäure neutralisiert. Dies sollte höchstens kurzfristige Hilfe sein, wenn´s brennt.

(Selbst gängige, bekannte Basen-Pulver mit Calcium-Citrat können ca. 80 % Zuckeranteil enthalten – ist mir unerklärlich, daher mein Hinweis auch hier kritisch zu vergleichen. Mein Favorit ist „VitalBase“ von Dr. Reinwald)

5.2.5. Obst und Gemüse – Salat und Spinat

Obst und Gemüse sollten den Haupt-Anteil unserer Nahrung ausmachen. **ABER:**

Wassersäckchen in unterschiedlichem Produktdesign aus Holland werden uns zwar als Gemüse und Obst verkauft, sind aber eher was für´s Auge. Früchte aus Spanien sind bekannt für ihren hohen Gehalt an Pestiziden. Früchte aus Afrika und Asien enthalten inzwischen die Pestizide, die bei uns verboten sind. (Weshalb wir sie dorthin exportieren, wo sie nicht verboten sind.)

Des Weiteren gilt immer noch die Regel, dass einem am besten bekommt, was dort wächst, wo man lebt.

Deutsche Früchte

„Ein schlichter Kopfsalat wird bis zur Ernte schlappe 15 Mal mit Pestiziden besprüht. Mohrrüben aus konventionellem Anbau dürfen für Babys bis zu 3 Jahren 10 mg/kg Pestizide nicht überschreiten, für alle über 3 Jahren sind 5.000 mg/ kg zulässig.

Ein Bodensee-Apfel wird mit bis zu 28 verschiedenen Pflanzenschutzmitteln malträtiert, um die jeweils für die

Einzelsubstanzen zulässigen Höchstwerte nicht zu überschreiten. [..]

Allein der Begriff der konventionellen Landwirtschaft ist ein Euphemismus erster Güte. Die Zerstörung der Bodenstruktur, des Bodenlebens und der ökologischen Artenvielfalt von Mikro- und Makroorganismen bilden ihre Grundlage.

150 Jahre chemisch-industrieller Irrsinn werden als Normalität verkauft, mehr als 10.000 Jahre Ackerbau im Gleichklang mit der Natur dagegen als minderwertig angesehen."[16][17]

Die wenigen Male, als ich Bio-Kartoffeln aus dem Supermarkt geholt habe, sei es, weil es mir nicht zum Wochenmarkt gereicht und der Bioladen schon zu hatte oder ich dachte, ich könnte sparen, bekam ich zwar Bio-Anbau, leider aber keinen Geschmack.

Abgesehen davon finde ich, dass der Bio-Gedanke auch beinhalten sollte, dass nicht Tonnen von Diesel in die Luft geblasen werden müssen, um Nahrungsmittel herbeizuschaffen.

Solltest Du keinen Biobauern persönlich kennen, hast Du wahrscheinlich auf dem nächstgelegenen Wochenmarkt die Möglichkeit, einen kennen zu lernen. Gerne teile ich auch „unseren" (s. Kap. 18). Auch „unsere" Bioläden und Reformhäuser. (s. Kap. 18)

---

16 „Systemische Entgiftung" von Dr. Reinwald

17 „Wiederbelebung" des Bodens vielleicht mit Effektiven Mikroorganismen (EM) vgl. Kap. 12.8

5.2.6. Esst mehr Fett ! - Aber richtig !

Butter statt Margarine ! Bei der chemischen Umwandlung von flüssigen Ölen in streichfähige Margarine entstehen gesundheitsschädliche Transfettsäuren. Aus „guten“ ungesättigten Fettsäuren werden „ungute“ gesättigte und es können Reste aus dem „Chemiebaukasten“ in der Margarine verbleiben (anders bei Bio-Margarine).[18] „Gehärtete Fette“ tragen zur Entstehung vieler Erkrankungen, wie Übergewicht, Arteriosklerose, Bluthochdruck u.a. bei.

Wenn´s heiß wird. Wenn ungesättigte Fette, z.B. pflanzliche Öle (s.u.) über den sog. Rauchpunkt erhitzt werden, entstehen krebserregende Stoffe (die berühmt-berüchtigten Transfettsäuren – egal, ob dies in der Ölfabrik oder der Küche passiert, vgl. Kap. 16)

Bei den meisten Ölen ist dies bei 120 – 150° C der Fall. Zum Backen eignet sich am besten Kokosfett oder die altbewährte Butter, die natürlicherweise aus gesättigten Fetten bestehen, die nicht oxidieren. Zum Braten eignen sich Ghee (geklärte Butter), Erdnussöl, rotes Palmenöl und Kokosöl.

Ungeeignet zum Erhitzen sind Sonnenblumen-, Raps-, Lein-, Hanf-, Kürbiskern-, Oliven-, Sesam-, Soja- und andere Samenöle.“[19]

Die guten Fettsäuren, zum Beispiel Omega-3- und Omega-6-Fettsäuren sind lebensnotwendig, können aber vom Körper nicht selbst hergestellt werden. Eine Omega-3-Fettsäure ist die Alpha-Linolensäure in Lein-, Hanf-, Walnuss- und Weizenkeimölen und bestimmten Fischarten.

---

18 Genaueres in „Fit in die Kiste“, siehe Quellenangaben

19 „Ölwechsel für den Körper“ Reiner Schmid

5.2.7. Fleisch(eslust)

Ein Tier artgerecht aufzuziehen ist aufwändig und mit vielen Kosten und Mühen verbunden.

(„Eine Kuh macht Muh, viele Kühe machen Mühe“)

Tiere sind Lebewesen und sollten auch als solche behandelt und geachtet werden.

Dementsprechend ist ihr Fleisch kostbar und kostet etwas.

Ich will gar keine Viecher, die ihr unwürdiges Leben lang gerade so am Leben erhalten wurden, knietief in der eigenen Scheiße eingepfercht standen (deren „Abgase“ sie einatmen, was sich wiederum im Fleisch niederschlägt), sich nicht bewegen konnten, die Antibiotika gleich mit dem Futter verabreicht kriegen und mit Horror ums Leben kamen (mit den entsprechenden Hormonen im Blut und somit im Fleisch) – Uaaah – Graus!

Ein steril verpacktes Stück Horror, das in der Pfanne vor lauter Wasseranteil auf die Hälfte schrumpft.

(billig – aber um welchen Preis ?)

Da halte ich es eher mittelalterlich: Für mich darf Fleisch etwas besonderes sein – am liebsten Bioland- besser noch Neuland-Qualität. (Den Unterschied erläutert Euch Euer Neuland-Metzger)

Lieber seltener, aber dafür gute Qualität.

Tipp 1: Fleisch wird erst vor dem Servieren gesalzen.

Tipp 2: Fleisch gart am besten auf „mittlerer Stufe“. Wer die Kruste mag, kann es kurz scharf anbraten, danach herunterregeln.

5.2.8. Milch

Die Milch macht´s: Osteoporose, Infektanfälligkeit, Hauterkrankungen, Lymphblockaden, Gelenkerkrankungen, Übersäuerung„Zivilisatose“[20], u.v.m.

Milch ist nur Nahrung für Säuglinge – artspezifisch, sprich, Frauen-/Muttermilch für Babys, Kuhmilch für Kälber, Hundemilch für Welpen.

Die Milch jedes Lebewesens ist auf die jeweiligen artspezifischen Bedürfnisse ihrer Nachkommen abgestimmt. Sie enthält Antikörper zur Abwehr von Krankheitserregern und individuelle Nährstoffe. Kuhmilch enthält viel Eiweiß und Kalzium für schnelles Wachstum. Beim Menschen steht die Entwicklung des Gehirns und Nervensystems im Vordergrund, wodurch sich eine ganz andere Zusammensetzung ergibt.

Nicht nur, dass wir Kuhmilch nicht brauchen können.

Der Darm kann erst mal nicht unterscheiden, ob es sich um Mutter- oder um Kuhmilch handelt. Erst wenn sie schon resorbiert wurde, werden z.B. die nicht verwertbaren Fremdeiweiße erkannt. Sie müssen über das Lymphsystem abtransportiert werden, wodurch es seiner Aufgabe der Infektabwehr nicht mehr regelrecht nachkommen kann.

Da meist mehr Milcheiweiße im Lymphsystem anfallen, als ausgeschieden werden können, werden diese im Gewebe „deponiert“, es lagern sich Wassermoleküle an, und der Mensch quillt auf, wird konturlos und „Fett“. (Obwohl es kein Fett ist)

---

[20] Ein Begriff den Peter Jentschura geprägt hat, siehe Buchtipps Kap. 18

In vielen Teilen der Welt (China, Japan, Indien, Südamerika, Afrika) gilt: **Milch ist nicht geeignet für die Ernährung von Menschen.**

Nur in westlichen Industrieländern wird Milch als essentieller Bestandteil der täglichen Ernährung dargestellt / betrachtet.

(Wo gab´s nochmal „Zivilisationskrankheiten“?)

5.2.9 Zucker

Zucker essen ist „Minus-Essen“. Zur Verstoffwechselung werden Vitamine verbraucht, die meist sowieso schon knapp sind (v.a. B-Komplex).

Auch einige psychische Erkrankungsbilder wie ADHS oder Depressionen bringe ich mit dem übermäßigen Verzehr von Zucker in Zusammenhang, ebenso wie körperliche Symptome wie z.B. unerklärliche Müdigkeit, Pilzbefall, Menstruationsstörungen.

Es gibt sogar eine Erkrankung mit dem Namen Zucker:

Für so schnell resorbierbare Kohlehydrate wie Zucker und Glukosesirup aber auch Weißmehl ist der Mensch nicht ausgelegt. Auf deren Verzehr schüttet die Bauchspeicheldrüse Insulin aus, das einzige Hormon, das den Blutzuckerspiegel senkt. Es ist noch vorhanden, wenn die schnell zu verarbeitenden Kohlehydrate schon lange weg sind. Eine Folge davon ist Hunger, weil Insulin unter anderem den Abbau von Fett hemmt, welches somit nicht als alternativer „Brennstoff“ zur Verfügung steht. Eine weitere Folge ist eine „Abstumpfung“ (Down-Regulation) gegenüber Insulin. Ein Mechanismus zur Entstehung von Diabetes mellitus Typ II, von dem ca. 8 Mio.

Menschen in Deutschland betroffen sind. Frühe Anzeichen sind unter anderem Juckreiz (v.a. Unterschenkel), Heißhungerattacken, häufiges Wasserlassen, Leistungsminderung.

Alternativ zum Zucker kann man auch Stevia, Süßholz und Honig ausprobieren. Ich für meinen Teil bin bei Xylit gelandet, manchen auch bekannt als „Birkenzucker", einer natürlichen Substanz, die aus Maispflanzenfasern und sogar Holz gewonnen werden kann. Er süßt ähnlich wie Zucker, sieht aus wie Zucker, schädigt aber z.B. nicht die Zähne, sondern pflegt sie, wird Insulin-unabhängig verstoffwechselt u.v.m.. Ähnlich süß und ähnlich lecker, aber noch karorienärmer ist Erythrit.[21]

Hinweis: Nicht jeder Zucker-Austauschstoff ist verträglich. Teilweise wirken sie „nur" appetitanregend, werden daher auch in der Schweinemast verwendet. Teilweise werden krebserregende Eigenschaften diskutiert.

---

21 Weitere Details auf www.Xucker.de

5.2.10 Weizen

Es wird Dir nicht schmecken – obwohl es so gut schmeckt. Weizenmehl in all seinen Erscheinungsformen, sei es in Pizza und Pasta, in Brot, Brötchen, Croissants – und nicht zu vergessen, all die leckeren süßen Stückchen. Es wird Dir nicht schmecken, dass es für Deine Gesundheit erforderlich sein kann, diesen so weit verbreiteten und tief in unserer Kultur verwurzelten Nahrungsbestandteil aus dem Speiseplan zu streichen.

Nicht zu reduzieren – zu streichen.

Ich wage zu behaupten, dass mindestens 20 % der Bevölkerung eines der Grundnahrungsmittel nicht vertragen. (In Amerika ist es vor allem der Weizen, in Japan eher Soja und in Deutschland eher Eiweiß, aber zunehmend auch Weizen).

Das kann sich äußern in ständiger Müdigkeit, unabhängig davon, wie viel man schläft; in einem Schwimmring ohne übermäßige Ernährung, in Bluthochdruck oder diabetischer Stoffwechsellage oder gar chronisch entzündlichen Erkrankungen, von rheumatischen Beschwerden über chronisch entzündliche Darmerkrankungen bis hin zu Hauterkrankungen.

Denn der größte Teil des weltweit produzierten Weizens ist eines der ersten Ergebnissse der Genmanipulation aus den 60er und 70er Jahren mit mehr Ertrag und kürzeren Halmen. Das einzigartige Weizenprotein Gliadin hat sich in einen appetitanregenden Wirkstoff verwandelt. Lektine fördern entzündliche Prozesse.

Ein Vollkornweizenbrot hat einen glykämischen Index von 72 und hebt den Blutzucker ebenso oder gar mehr an als Haushaltszucker (glykämischer Index 59).[22]

---

22 Dr. med. William Davis „Weizenwampe“ s. Quellenverzeichnis

So unglaublich es klingen mag, so unbequem es ist: Probiert es aus.

Drei Monate weizenfrei – womöglich wird das Ergebnis Euch überzeugen, fortan den Weizen wegzulassen. Ich habe es ausprobiert – mit phänomenalen Ergebnissen. Seither essen meine Familie und ich nur noch Dinkelbrot, -nudeln etc.

5.2.11 Brot

Eine wesentliche Quelle des Aromas im Brot stammt aus der Gärung der Hefe. Diese braucht Zeit. Da der Faktor Zeit jedoch bei der Massenproduktion von Brot zu kurz kommt, werden diese Aromen häufig künstlich ergänzt. Wenn die Hefe nicht genug Zeit zur Gärung hat, geht natürlich auch ein Großteil ihrer Triebkraft verloren, weshalb mit anderen Backtriebmitteln nachgeholfen wird.

Vielleicht soll das Brot durch eine dunkle Farbe den Eindruck eines gesünderen Vollkornbrotes erwecken. Dazu wird es dann auch noch gefärbt.[23]

So fehlt dem Brot nicht nur ein wesentlicher Fermentationsprozess, der das Getreide verträglicher macht, es ist zudem mit überreichlich Zusatzstoffen belastet.

Um sicher zu sein, ein unbelastetes, verträgliches Brot zu essen, backt man es im Idealfall einfach selbst. (Siehe dazu Kapitel 5.2.13)

---

[23] lt. Müller Daniel Blattert von der Blattert-Mühle in Bonndorf

5.2.12 Nahrungsergänzungsmittel

Vor ca. 25 Jahren kam Günther, gestern noch Automechaniker, plötzlich Vermögensberater und wollte mich beraten. Kurz drauf kam Katja, gestern noch Fotografin, plötzlich Vermögensberaterin und wollte mich beraten.

Auch heute gibt es diese seltsamen Metamorphosen. Auf einmal sind plötzlich alle Ernährungsfachleute. Ein Freund, der gestern noch die Nachtschicht im Burger King geschoben hat, erzählt mir heute, dass Kolostrum (Erstlingsmilch von Säugetieren, reich an Nähstoffen, Antikörpern u.a.) in diesem Fall von Kühen für ihre Kälber, mich noch jünger, schöner und gesünder macht, möglicherweise sogar vor Krebs bewahrt.

Anscheinend war es wieder an der Zeit, eine neue Erfahrung zu sammeln, jedenfalls probierte ich es. Und tatsächlich passierte etwas: ich wurde „hippelig“ (nervös), kaltschweißig, blass – und hatte nicht nur eine anaphylaktische (allergische) Reaktion, sondern auch die Erkenntnis, dass ich kein Kalb bin, und dass man vor der Einnahme erst Austesten sollte. (wie gesagt, ich lehne nur wenig strikt ab und pauschalisiere nicht. Was für mich nicht funktioniert, kann für andere „der Bringer“ sein.)

Es stimmt, es ist so weit, dass große Teile der Bevölkerung vor vollen Tischen verhungert. Die Zahl derer, die mit Mangelzuständen in meine Praxis kommen, steigt.

Untersuchungen zufolge hat ein heutiger Apfel gerade noch 20 % des Vitamin-C-Gehaltes als ein Apfel meiner Kindheit.

„an apple a day, keeps the doctor away“ (Ein Apfel am Tag hält den Doktor fern) müsste also heute heissen: five apples a day... (fünf Äpfel am Tag …)

Eine Frau saß weinend vor Schmerzen vor meiner Praxistür. Ihr Ischiasnerv rechts sei eingeklemmt. Weiter berichtete sie, vor kurzem war der Schmerz links. Das machte mich stutzig – ein eingeklemmter Nerv, der wandert ? - Ich fragte die Frau, ob sie Vegetarierin sei, was sie erstaunt bejahte – wie ich darauf käme ?

Ich fragte weiter, was sie denn für ihre Vitamin-B12-Versorgung täte (Vit. B-12 ist wichtig für die Nerven), worauf sie mich fragte, was Vitamin-B12 sei.

Vitamin B12 ist nicht in Obst und Gemüse. Es wird von Bakterien her-gestellt. Der Mensch nimmt es überwiegend über Verzehr von Fleisch auf, aber es findet sich z.B. auch in Sauerkraut, Hefe oder Algen.

Wenn man all dies nicht verzehrt ODER wenn der Verdauungstrakt es nicht verarbeiten und aufnehmen kann, kommt es u.a. zu Nervenstörungen und Blutarmut.

Die Beispiele würden das Format dieses Buches sprengen.

Im Unterricht predige ich ständig:

Bei Allergikern, Diabetikern, Depressiven und bei Verdacht auf Viruserkrankungen: ZINK austesten.

Während ich früher noch sagte „ich ernähre mich relativ gesund, mir fehlt nix, ich brauch nix“, gebe ich heute zu, dass oft Supplementierung (Ersatz) von Nährstoffen erforderlich ist.

Der „Markt“ hat unüberschaubare Dimensionen und wächst weiter. Es gibt hervorragende Produkte.

Für mich ist der Aloe-vera-Saft die Nummer eins auf der Liste (der bestimmte Qualitätsstandards und Prüfsiegel aufweisen sollte, und den ich bereithalte).

Für eine gute Freundin und HP-Kollegin sind es bestimmte Algen. Bei beiden stammen die Inhaltsstoffe aus EINER Pflanze, demnach „vertragen sie sich", und beeinflussen sich nicht ungünstig, wie in einigen Präparaten aus „amerikanischen Chemiebaukästen".

Manche Präparate sind einfach nur unnütz, aber schaden auch nicht, bei einigen Produkten wäre es gesünder, sie direkt ins Klo zu schütten.

Wie kann ein Mittel, das beim Abnehmen helfen soll, oder ein Mittel, das mich basisch machen soll zu 80 % aus Zucker bestehen ? (Leider steht nicht „Zucker" drauf, sondern z.B. Glucose, Lactose, Maltose).

Sind die Inhaltsstoffe „bioverfügbar"? Sprich: kann ich sie in dieser Form und Kombination überhaupt verwerten ?

Ist der Preis gerechtfertigt ?

Leider darf ich keine Hersteller nennen. Ich möchte auch nicht die Illusion von der „Fitten Linie" nehmen oder pauschalisieren. Ich kann nur immer wieder betonen: Austesten !

(...lassen, z.B. beim Heilpraktiker, der mit Angewandter Kinesiologie, Biorensonanz, Biotensor o.ä. arbeitet. Zum Austesten am besten die Substanz mitbringen – lass Dir dafür eine Probe, ein Muster geben)

5.2.13 Koch- und Back-Rezepte

Ich weiss schon – dies ist kein Kochbuch, aber nach folgenden Rezepten werde ich so oft gefragt, dass ich drei bescheidene Seiten beim Thema Ernährung einigen Köstlichkeiten widme. Um Platz zu sparen gibt es keine separate Zutatenliste. Lest Euch das Rezept komplett durch, dann wisst Ihr, was gebraucht wird.

5.2.13.1 Asia-Tisch

Indischer (Kapha-) Dhal – Linsen einmal anders

1 Tasse Rote Linsen einweichen. 1 – 2 EL Butterghee im Topf schmelzen, 2 TL Rohrzucker, 1 TL Kurkuma, ½ TL gemörserten Cumin (Kreuzkümmel), Zimt (gemörsert) beigeben und etwas karamelisieren lassen. Die abgetropften Linsen beigeben, etwas Wasser und Salz. - köcheln.

Der fertige Dhal passt gut zu Basmati-Reis und einem schärflichen Gemüse-Curry und als Dipp: Yoghurt mit (ggf. eingelegter) Minze.

5.2.13.2 Reissalat „Indian Style“

Basmati-Reis kochen (z.B. 2 Tassen Reis in 4 Tassen Salzwasser – aufkochen, ausschalten, ziehen lassen bis Wasser weg)

In Butterghee anbraten: Cardamom (ganze Früchte – aufgeknackt), Zimt – zermörsert, Schwarzkümmel, Coriander – zermörsert, Kreuzkümmel – zermörsert, Ingwer(-pulver), Currypulver (ruhig scharf, sonst Chillipulver dazu) und Kurkuma (Tumeric), Cashew-Kerne;

wenn die gülden-bräunlich werden, das Ganze mit Ananasstückchen abschrecken und über den Reis kippen.

eine Sosse aus Mango-Chutney, Sauerrahm, Ananassaft anrühren und kleingeschnittene rote Paprika dazu, bei Bedarf vorsichtig nachsalzen und evtl. o.g. Gewürze ergänzen –

5.2.13.3 Hän-Chen (Hähnchen wie in China)

Basmati-Reis in (doppelter Menge) Salzwasser kochen. (s.o.)

Hähnchengeschnetzeltes in Wok oder Pfanne mit Butterghee, anbraten. (Mehr oder weniger) Chili beigeben – idealerweise frisch und grob gehackt, sonst getrocknet.

Erdnüsse mit anbraten. Je nach Gusto kurz vor dem Servieren (damit noch knackig) grob geschnittene (z.B. 3 cm-Stücke) Frühlingszwiebel, ähnlich große Stücke rote Paprika beigeben. (Variationen unten)

Ablöschen mit einem Gemisch aus Wasser, Mehl, Ketchup, Essig. Aufköcheln bis die Soße bindet. (nicht „ertränken“ - wenig Soße)

Den Reis drücke ich gerne in ein kleines Schälchen und stülpe diesen auf den Teller – sieht netter aus.

Variationen: Ergänzen lässt sich so ziemlich alles Gemüse, was der Kühlschrank hergibt. Gestern waren es bei uns Champignons und Stangensellerie. Gut passen auch gestiftelte Karotten, Erbsenschoten, Lauch. Shiitake-Pilze ergänzen oder ersetzen das Fleisch.

5.2.13.4 Lecker Karottensalat[24]:

Knoblauch am besten grob hacken und in einer Steingutschüssel mit Salz bedecken und mit einem Löffel zerreiben. Karotten ziemlich fein reiben. Wenig Öl und Zitronensaft o. Essig dazu.Etwas fein gehackte Zwiebel, Salz, Pfeffer, Dill und Sauerrahm. Wieviel ?

na ja so ungefähr: 1 kg Karotten, eine halbe (oder kleine) Zwiebel, max. 1 EL Zitronensaft oder Essig, 2 EL Öl, bis zu 1 Becher Sauerrahm – Gewürze nach Geschmack

5.2.13.5 Tabbuleh

1 Tasse (für uns Dinkel-) Bulgur in 2 Tassen Salzwasser aufkochen, dann ziehen lassen. Abkühlen lassen.

1 Bund glatte Petersilie, ca. 10 Blätter Pfefferminze und

1 Frühlingszwiebel ganz fein hacken;

Saft einer kleinen Zitrone; 1 – 2 EL Olivenöl;

eine mittelgroße gehäutete Tomate würfeln;

alles vermischen und mit Salz und Pfeffer abschmecken – köstlich und sooo gesund.

Bulgur-Bratlinge

Wenn wir die doppelte Menge Bulgur gemacht haben, können wir den Rest wie Hackfleisch anmachen, sprich gehackte Zwiebel, Knoblauch, Paprikapulver, Salz, Pfeffer, Senf und ein Ei zusammenkneten. Mit nassen Händen Bällchen (je kleiner, umso beliebter) formen und auf beiden Seiten knusprig anbraten ….

---

24 Karotten und Knoblauch und die Deko Kürbiskerne zählen zu den natürlichen Anti-Wurm-Mitteln

5.11.6 Brotaufstrich, tier(eiweiss-)frei:

schwarze schmackhafte Oliven (Achtung, keine gefärbten) mit dem Zauberstab zerkleinern, Tomatenmark, Knoblauch, Oregano, Pfeffer u. evtl. Basilikum mit reinzaubern.

5.11.7 ein gutes Brot

Hefe braucht Zeit zur Gärung, aber in der Zeit kann ich ja was anderes machen, d.h. effektive Arbeitszeit sind ca. 30 Minuten (o.k., beim ersten Mal noch deutlich mehr). Wenn ich gleich mehr Brot backe, und einen Teil davon einfriere, brauche ich weniger häufig zu backen.

Auf 1 kg Mehl, z.B. 630er Dinkelmehl (wenn wir es hell und fluffig wollen) oder 1050er Vollkornmehl (wenn es gehaltvoller sein soll) brauchen wir einen halben Hefe-Würfel oder 1 Pck. Trockenhefe.

630 ml lauwarmes Wasser, 2 gehäufte TL Salz (vgl. Kap. 5.2.3). Für den Vorteig gebe ich das ganze Kilo Mehl in eine Schüssel, forme eine Mulde (so ähnlich wie als Kind in den Kartoffelbrei, um ihn mit der Soße zu füllen) gebe die Hälfte des Wassers hinein und rühre ein wenig Mehl auf. Dann wird der halbe Hefewürfel hineingeböselt, bzw. die Trockenhefe. Das Salz kann ich schon an den Rand der Schüssel geben, ohne Kontakt zur Hefe. Diese Schüssel über Nacht abgedeckt bei Raumtemperatur stehen lassen.

Am nächsten Morgen darf ich das restliche Wasser (s.u.) dazu geben und dann den Teig kneten und kneten und kneten und feststellen, wie lange 20 Minuten sein können.

Dann lasse ich den Teig nochmals eine Stunde gehen[25]. Danach kann ich zwei Laibe formen und in den vorgeheizten Backofen schieben. Ruhig erstmal höchste Heizstufe, z.B. 250 Grad und nach 20 Minuten um 50 Grad niedriger drehen. Gesamte Backzeit etwa eine Stunde.

Wichtig: mit der Wassermenge sollte man spielen – lieber zu viel als zu wenig. Falls der Teig zu feucht ist, lieber in eine Backform füllen, z.B. Kastenform. Kein Mehl nachträglich einarbeiten!

Und noch besser, wenn man die Kreativität spielen lässt: Bei uns dürfen in keinem Brot die Leinsamen fehlen (ca. eine halbe Tasse, die ich idealerweise vorab in Wasser eingeweicht habe). Für mich muss Kümmel ins Brot, für meine Frau Schwarzkümmel außen rum (insgesamt max. 1 TL). Körner kann man in die gebutterte Kastenform „kleben“, wie Sesam, Sonnenblumen- Kürbiskerne, Nüsse u.v.m., oder in den Teig einarbeiten.

5.11.8 Kartoffelpuffer besonderer Art

Kartoffeln, gebürstet oder geschält fein reiben. Karotte reiben, etwas Zwiebel kleinschneiden und der Clou: grob gehackte Brennesselblätter. Alles vermengen (wer will mit einem Ei) und in der Pfanne goldbraun anbraten.

---

[25] Dies ist auch der Grundteig für Pizza, Laugengebäck u.a.

5.11.9 Asiatische Gemüsepfanne (oder Wok) „Hao Lain“

Voraussetzung: „Chilli-Sauce for Chicken“[26], (Hühner-) Brühe.

Wenn´s am Demeter-Stand des Wochenmarktes wieder frische Shiitake[27] Pilze gab, ist das für uns Anlass für eine Gemüsepfanne.

Als erstes setze ich den Reis auf. (s.o.), es sei denn, wir kochen heute mit Reisnudeln, die gehen schnell mal nebenher.

Die Pilze schneide ich in ca. 5 mm starke Streifen, je nach Größe der Pilze halbiert. Während ich die Pfanne oder den Wok mit etwas Öl oder Butterghee erhitze, schäle ich schon mal die Karotten und schneide sie zu Stiften, ebenso wie den Stumpf des Broccoli. Als erstes gebe ich die Pilze in die Pfanne, nach 1 – 2 Minuten auch die Karottenstifte und nach weiteren 2 Minuten die Broccoli-Stifte und feingezupften Röschen. Eine kleine Petersilienwurzel und/oder Sellerie-Stangen kleingeschnitten, wenn vorhanden dazu. Kurz vor Schluss noch kleingeschnittene rote Paprika und kleingeschnittenen Lauch dazu. Während die Zutaten anknuspern brühe ich eine konzentrierte Hühnerbrühe auf, gebe im Idealfall kleingeschnittenes Lemongras hinein und einen kräftigen Schuss „Chilli-Sauce for Chicken“. Mit diesem Gemisch lösche ich dann das Gemüse ab. Je nach Gusto passen auch mal Bambus-Scheibchen oder Soja-Sprossen aus der Dose dazu.

---

[26] Enthält „nur“ Chili, Knoblauch, Zucker u.a., aber kein Natriumglutamat

[27] Shiitake zählt in der traditionellen chinesischen Medizin zu den wirksamsten Heilpilzen.

6. Haut rein – Das Organsystem Haut

Ein Kursteilnehmer hatte seine Ausbildung als Kursteilnehmerin begonnen. Während dieser Zeit erkannte er für sich, dass er die Seele eines Mannes hatte, aber in einem Frauenkörper lebte. Er entschied sich für die Umwandlung des Körpers, und wir durften seine Veränderungen miterleben.

Es fing damit an, dass der weibliche Körper mit einer Testosteron-Creme eingecremt wurde. Allein daraufhin waren die Veränderungen enorm. Die Stimme wurde tiefer, die Brüste kleiner und er berichtete, dass er endlich warme Hände und Füße hatte.

Es war spannend, diese Veränderungen zu beobachten und dieses Beispiel zeigte in aller Deutlichkeit, wie sehr die Haut auch als Resorptions-(Aufnahme-)Organ funktioniert.

Allein daraus sollte man sich ableiten, wie wichtig es ist, was wir auf die Haut aufbringen, genauer noch über die Haut einbringen.

Während der Ausbildung zum Heilpraktiker erfuhr ich schon (hinter vorgehaltener Hand), dass Quecksilber bei der Entstehung von Multipler Sklerose ursächlich beteiligt sein könnte und Aluminium bei der Entstehung der Alzheimer-Demenz.

Nun, wie Quecksilber in den Körper kommt ist ja leicht: v.a. über die Amalgam-Plomben.

Aber wie ist es mit Aluminium ?

Seit ich die Antwort kenne, schlecke ich keine Alu-Joghurtdeckel mehr ab (was schwerfällt, da dies einer der Höhepunkte eines Joghurt-Bechers ist), koche ich nicht in Alu-Geschirr (denn ich muss zu meiner Schande gestehen, dass ich zum Camping nicht mit dem Rucksack wandere und sobald ein Fahrzeug ins Spiel kommt, ist es recht egal, aus welchem Material mein Topf ist) und möglichst keine Alu-Konserven und -Tuben, einsetze …

… und vor allem: schaue ich mir meine Deoroller an, ob da nicht in irgendeiner Form /Verbindung Aluminium vorkommt. Ob es hilft, die Drüsen zu verengen oder ob es sogar resorbiert wird, ist mir sekundär. Aluminium hat auf meiner Haut nichts verloren. (Auch in meinem Kaffee nicht – trotz der hübschen bunten Kapseln)

„Meine" Kosmetikerin erinnert daran, wie wichtig das Intakthalten der Haut als Schutzbarriere gegenüber Umwelteinflüssen ist und weiss noch viel mehr über Inhaltstoffe, die man tunlichst vermeiden sollte:

Mineralöle (mineral oil) wie Paraffine, Petrolatum, Vaseline, mikro-kristalline Wachse, Ozokerit üben einen Okklusiveffekt (abschließenden Effekt) aus, wodurch der Temperaturausgleich gestört wird.

Die Folge kommt uns bekannt vor: Im Sommer – frisch eingecremt und die Soße läuft überall (meint: schlimmer schwitzen als zuvor).

Wer kennt nicht den Effekt, der inzwischen sogar nach dem Hersteller von Lippen-"Pflege"-Stiften benannt wurde. Nach dessen Anwendung wird es unbedingt nötig, dass bald die nächste Anwendung folgt – sobald der Mineralölfilm jedoch weg ist, fühlen sich die Lippen besonders trocken, rissig und spröde an. Also muss die nächste Schicht Mineralöl drüber.

So ist es auch bei der restlichen Haut, die durch die ständige Anwendung von Erdöl-haltigen Cremes ihre eigene Fähigkeit verliert, einen Fettsäure-Schutzmantel zu bilden.

Konservierungsstoffe, die die Haut schneller altern lassen. Weit verbreitet, auch in teuren Kosmetika finden sich zum Beispiel Methylparabene, die die Haut drei Mal so schnell altern lassen.[28] Triclosan hingegen kann zu Unfruchtbarkeit führen.

1. kann Konservierung auch über die Inhaltsstoffe erreicht werden, z.B. über Ascorbinsäure, besser bekannt als Vitamin C.
2. Spielt das Verhältnis zu anderen, guten Inhaltsstoffen eine wichtige Rolle

Chemische Lichtschutzfaktoren: Manche chemischen Lichtschutzfaktoren stehen im Verdacht, hormonaktiv zu sein, was sich u.a. sogar in der Muttermilch niederschlug[29]. Die Alternative sind mineralische Pigmente (– ja, man ist nach dem Eincremen erstmal weiß) gut einmassiert und im Hinblick auf unsere Gesundheit und die Umwelt (besonders in Kombination mit Mineralölen) vielleicht doch akzeptabel.

Östrogene: Wie in unserem einführenden Beispiel: die hormonhaltige Salbe stellte den Organismus, wenn auch absichtlich „auf den Kopf". Viele Cremes und Salben enthalten Östrogene und ähnliche Substanzen. Sogar Weichmacher aus den Kunststofftuben können auf den Organismus wie Östrogen wirken. So wächst die Zahl derer, die Schwierigkeiten mit dem Hormonhaushalt kriegen.

Eine Ausnahme bilden die Phyto- sprich Pflanzen-Östrogene, von denen bisher kein negativer Effekt festgestellt wurde.

Insbesondere Allergiker sollten auch Parfüme meiden.

---

28 Methylparabene: Prof. Toshikazu Yoshikawa, Leiter einer Studie der University of Medicine, Kyoto; Triclosan: SWR Mediathek: „betrifft": - Giftige Kosmetik

29 Institut für Pharmakologie und Toxikologie der Universität Zürich

7 Strahlende Aussichten: Elektrosmog & Co.

„Würden wir Strahlung sehen,

würden wir nichts mehr sehen“

7.1 Elektrosmog

Ich habe es noch nicht geschafft, dass Handy- oder DECT-Strahlung zwischen meinen Molekülen durchstrahlt und keinen Effekt auf mich ausübt.[30]

Wenn ich nur wenige Minuten mit dem Mobiltelefon spreche, breitet sich ein Spannungsgefühl von meiner Schläfe ausgehend über den Kopf aus. Hab ich ein Glück – ich spüre es wenigstens ! Hab ich ein Glück – ich spüre es nicht so stark wie der Mann, der den Vortrag an der Waldorfschule gehalten hat, der sich kaum noch in der Öffentlichkeit aufhalten kann, da er körperliche Schmerzen durch Strahlung empfindet.

Das ist die Sache mit der Strahlung – die meisten spüren sie kaum oder gar nicht – was nicht bedeutet, dass sie keinen Einfluss auf uns nimmt.

Ich finde die Schädlichkeit von Handy-Strahlung ein faszinierendes Beispiel für „selektive Taubheit“: Jeder hat schon einmal etwas darüber gehört, und fast jeder hat weggehört. Es gibt über 2000 Untersuchungen, die die Schädlichkeit nachweisen, aber wir glauben den Verkäufern, die sich ahnungslos stellen und behaupten, es gäbe noch keine Langzeitstudien.

Bereits 1992 hat die Strahlenschutzkommission im Bundesanzeiger Nr. 43 geschrieben: „... Die Membrandefekte [Zellschädigungen] wurden vielfach bestätigt, so dass ihre Existenz heute als gesichert gilt“

---

30 Clemens Kuby schafft das anscheinend, denn er gab den Rat bei einem Besuch in Schwenningen.

„Elektrosmog“ wird allerdings auch verursacht von WLAN-Verbindungen, Bluetooth, Babyphone, Energiesparlampen, DECT-Telefonen (& -stationen), evtl. von Oberleitungen.

Apropos: ist Euch bewusst, dass man ISDN Telefone (die über Freisprechfunktion verfügen) von extern als Abhörgeräte einsetzen kann ?

Ich verdamme das Handy nicht -

jedoch: Die meisten Leute, die es haben, „falls ihnen mal alleine auf einem Waldspaziergang etwas zustoßen sollte“, müssten ergänzen: „sollte ich jemals alleine einen Waldspaziergang machen.“

Ich rufe nur zu bewussterem und rücksichtsvollerem Umgang auf. Wenn man sich z.B. vor dem Einkaufen Gedanken macht, was man braucht, spart man sich den Anruf aus dem Laden: „Schatz, was brauchen wir denn eigentlich?“ (Wem ein Einkaufszettel zuwider ist, der kann ja die Notizbuchfunktion des Handys benutzen.)

Noch heikler und rücksichtsloser wird es in Bus und Bahn:

„Ein Faradayscher Käfig (auch Faraday-Käfig) ist eine allseitig geschlossene Hülle aus einem elektrischen Leiter (z.B. [...] Blech, die als elektrische Abschirmung wirkt.“[31]

Wird ein Mobiltelefon innerhalb eines Faraday-Käfigs benutzt, z.B. in einem Auto, Flugzeug, Straßenbahn, muss dies an das Maximum seiner Sendeleistung gehen => Strahlenbelastung Nr. 1

Von der Innenseite des Käfigs werden diese Strahlen reflektiert und teilweise verstärkt => Strahlenbelastung Nr. 2 (auch für Mitreisende)

---

31 Wikipedia (www.wikipedia.org)

Die Raucher werden wie die Hunde vor die Tür geschickt und sollten sich mindestens auch noch schämen.

(Häufig genug) verbalen Müll und Handystrahlung in allen möglichen und unmöglichen Situationen zu verbreiten ist „normal"?

Apropos „Smartphone" in Verbindung mit „Social media":

Ski-Urlaub. Abends bei Tisch. Am Nebentisch eine Gruppe Jugendlicher. Die reden nicht miteinander! Jeder glotzt in sein Smartphone. Das Essen wird kalt während fieberhaft elektonisch bewertet, beurteilt, geklatscht und getratscht wird. Die Jungens schielen nicht zu den Mädels und umgekehrt.

Naja, solange sie sich elektronisch „liken" besteht wenigstens keine Gefahr von ungewollter Schwangerschaft und Geschlechtskrankheiten. Aber da mache ich mir schon Sorgen um den Erhalt unserer Art!

Schwierige Situation. Lässt man es ihnen, landen sie wegen Burn-Out, Soziophobie und Verhaltensstörungen im „real life" eines Tages in psychiatrischer Behandlung. Nimmt man es ihnen weg, landen sofort dort.

Sollte es daher nicht richtiger heißen **„A-Social media"?**

7.2. Erdstrahlen

Das war schon interessant, als der Rutengänger in unserem Bettrahmen stand und mir per kinesiologischem Test bewies, dass ich an einer bestimmte Stelle schwach wurde (und glaubt mir, ich habe gekämpft, um ihm nicht Recht geben zu müssen).

Über dieser Stelle lag normalerweise meine Lebensgefährtin mit dem Unterleib. Sie hatte Schwierigkeiten, von denen Schmierblutungen noch die geringeren waren.

„Zufällig" musste der Vermieter ums Haus rum tüfteln und wurde von mir auf dem Laufenden gehalten. Als ich ihm erzählte, was rausgefunden worden war, fragte er nach, wo wir liegen und stellte fest, dass wir gleich lagen wie früher er und seine Frau, die (und jetzt kommt ´s) genau an der gleichen Stelle ihre Probleme hatte.

Eine frühere Kursteilnehmerin bekam immer an der gleichen Stelle im Saal Zahn- und Kopfschmerzen (heute testet sie selbst auf Erdstrahlen).

Bei unklaren Symptomen, von Schlaflosigkeit, Kopfschmerzen, Müdigkeit, häufigen Erkrankungen in der gleichen Körperregion oder vor dem Kauf eines Hauses, könnte es sinnvoll sein, die Strahlung ausmessen zu lassen.

Die Belastung des Körpers lässt sich durch verschiedene Verfahren behandeln (z.B. per PSE, s. 12.6). Fragen Sie Ihren Heilpraktiker. Falls er selbst das geeignete Verfahren nicht praktiziert, kennt er vielleicht einen entsprechenden Kollegen.

8 Entspannung und der Stress mit der Meditation

Anscheinend empfiehlt jeder die Meditation oder Kontemplation. Es würde mir gut tun, mich weiter bringen, mich näher an meines Wesens Kern bringen und und und.

Also gut – ich versuch´s: Ich setze mich hin. Mein Geist wird zu einem großen See – die Gedanken, die kommen, sind wie Wellen, wenn man einen Stein ins Wasser wirft – es gibt Ringe, die verebben.

Und ich sitze unbequem. Meine angewinkelten Beine werden langsam taub, mein Rücken zieht immer mehr und wenn ich sitzen bleiben will, muss ich so viele Muskeln anspannen, dass ich es bestimmt nicht mehr lange durchhalte – ach so – ja – mein Kopf soll leer sein -

vielleicht darf ich auch die Beine strecken und mich anlehnen ? - ah ja schon besser, also gut, nochmal – ich denke nichts – aber allein „ich denke nichts" ist doch gedacht oder nicht ?

Beim nächsten Mal versuche ich es im Liegen ....

... und schlafe ein.

Die Geschichte mit den Meditationsversuchen ließe sich um jahrelange solcher Erfahrungen erweitern. Etwas besser sind da schon geführte Meditationen. Ich soll vollkommen entspannen, langsam durch meinen Körper gehen und entspannen – die Füße (Mist, ich war in Gedanken schon am Bauch) ...

LOSLASSEN !

Ich hatte losgelassen – nämlich die Idee, dass ich meditieren muss. - Geht nicht.

Aber Folgendes geht: Ich lege mich bequem auf den Rücken. Die Gedanken, die kommen, nehme ich wahr, und lasse sie ziehen „... jetzt nicht wichtig"*

Um den „plappernden Affen" im Kopf zu beschäftigen, konzentriere ich mich auf meine Atmung – mache bewusste, tiefe Atemzüge ... um dann den Atem wieder normal werden zu lassen. Dann fange ich langsam an, gedanklich durch meinen Körper zu gehen, fange bei den Füßen an, und lasse sie bewusst ganz locker, weiter zu den Waden, den Knien, den Oberschenkeln u.s.w.

Beim Nacken brauche ich eine Weile – denn, wenn ich gerade meine, er sei vollkommen entspannt, geht doch noch ein wenig – dann meinen Hals, mein Gesicht und selbst die feinsten Muskeln meines Schädels – ich habe sogar das Gefühl, dass sich innerhalb meines Gehirns Muskeln entspannen.

Gar keine andere Zielsetzung – wenn ich nur zehn Minuten liege, atme und entspanne, tut es mir gut.

- und dabei ist es mir passiert !

Ich kam in einen meditativen „Alpha-Zustand", konnte bewusst alte Traumata ansehen u.s.w.

* Einen interessanten Versuch brachte Rita von einem „Quantum-Seminar": Frage Dich, wo der nächste Gedanke herkommt. (Bei mir war auf diese Frage hin, plötzlich Leere im Kopf.)

9 Spiritualität

„...Wir sprechen hier von zwei Erfahrungsebenen, die man mit den Wellen an der Oberfläche und den Tiefen des Ozeans vergleichen kann.

An der Oberfläche tobt vielleicht ein Sturm, aber in der Tiefe bleibt das Meer stets ruhig.

Der Weise bleibt immer mit der Tiefe verbunden. Ein Mensch, der jedoch nur die Oberfläche kennt und der Tiefe nicht gewahr ist, steht auf verlorenem Posten, wenn er von den Wellen des Leids erfasst wird".

(Matthieu Ricard)

Wir sind alle Teil eines großen Ganzen. Als Seele sind wir hier, um gewisse Themen zu erfahren.

Bevor wir als Seele inkarnieren, suchen wir uns Aufgaben aus. Wir begeben uns dann genau zu den Eltern, die uns die optimalen Voraussetzungen dafür bieten, genau in die Situationen, um diese Erfahrungen zu machen und treffen genau die richtigen Leute, die uns dies ermöglichen. (Selbst, wenn wir das in einer Situation nicht erkennen, z.B. weil unser Gegenüber irgendwelche unbewusste Schalter bei uns gedrückt hat und für uns gerade die Mutter, Ex-Partner/-in, Lehrer u.v.m. darstellt.)

Und wenn wir eine Situation nicht schnallen, nicht dahinter kommen, welche Lehre für uns darin stecken sollte, kein Problem – wir kriegen demnächst eine ähnliche Situation, um nochmal zu üben.

Wir können ein Verhalten nicht von unbewusst „falsch" in bewusst richtig ändern – es bedarf der Zwischenstufe, etwas bewusst falsch zu machen.[32]

---

[32] In in einem Enneagramm-Seminar bewusst gemacht worden.

Das soll nicht heißen mit Absicht, sondern es währenddessen wahrnehmen, von außen beobachten, welcher Mechanismus in dieser Interaktion steckt. Sich selbst beobachten und möglichst auch den Anderen wahrnehmen. - Das wird meist um so schwieriger, je näher wir dem Gegenüber stehen.

Wir sind hier, um zu lernen. Ein Tenor ist „erkenne Dich selbst." Erkenne, dass Du ein Teil und ein Ausdruck der göttlichen Energie bist.

Wir dürfen auf unserem großen Spielfeld alles ausprobieren, wir dürfen kreieren und wir dürfen uns wünschen, was wir wollen – ohne „Gegenleistung".

Die göttliche Energie ist wie ein Vater – sie gibt aus Liebe und freut sich daran, wie wir Spaß daran haben, ohne zu fragen: „Ja, und was krieg` ich dafür ?"

(So entstand wahrscheinlich auch das Bild von einem lieben alten Herrn mit grauem Bart als „himmlischer Vater").

Weil wir alle Eins sind, ist es dumm, anderen mit Neid und Mißgunst zu begegnen -

„Was Du nicht willst, das man Dir tu, das füg´auch keinem andern zu." - „Wie wir in den Wald hineinrufen, ..."

„Buddhismus sagt nicht: Töte keine Tuc-Tuc-Fahrer, Buddhismus sagt: solltest Du Dich jemals in der Situation befinden, einen Tuc-Tuc-Fahrer zu töten, tu es bewusst."

Mit diesem Satz versuchte mir ein Amerikaner, den ich Thailand traf, die Grundzüge des Buddhismus zu vermitteln.

„It is so simple – but it is not easy"

10 Bewegung

„Mit dreißig sollte man sich bewegen,

mit vierzig muss man sich bewegen“

SWR 3

Uuaaa ! „Muss?“ - da stellen sich bei mir sämtliche „Ich-will-mein-Leben-selbst-bestimmen“-Nackenhaare.

Wetter schön, wir haben frei, also „müssen“ wir raus: Familien“zwangs“-Wanderung: Vater voran, klein Christopher tappt hinterher und die Mutter versucht, die Verbindung zu halten. Keiner kann sein Tempo laufen, alle sind frustriert. - So funktioniert das (für uns) nicht.

Es ist wohl richtig, dass es einen großen Teil der „Zivilisationskrankheiten“, von Verstopfung bis Diabetes mellitus, von Infektanfälligkeit bis Trübsinn kaum gäbe, wenn wir uns nur eine halbe Stunde täglich an der frischen Luft bewegten. Würden wir 10 km am Tag laufen, wie unsere Vorfahren es taten, wären es noch ein paar Erkrankungen weniger, von Übergewicht bis Osteoporose.

Aber wir müssen nicht.

Wir dürfen – wenn wir Spaß daran haben.

Der Spaß daran wurde uns vielleicht aberzogen – aber er lässt sich wiederentdecken. Gesunde Kinder mögen unsere Lehrmeister sein.

Wie viel Zufriedenheit, Glück und Entspannung liegt in der tiefen Erschöpfung, nachdem man sich körperlich „ausgepowert“ hat.

„Belaste Dich spürbar,

verausgabe Dich nicht“

stand in Triberg am Trimm-Dich-Pfad (noch in Sütterlin)

Bewegung mit Freude -

Um meinem Sohn einen Gefallen zu tun, fuhr ich mit ihm in eine Kletterhalle – und wurde selbst zum Kind. Mit Begeisterung kletterte ich die Wände hoch und war noch begeisterter, wieder heile unten zu sein.

Eine Freundin schenkte mir einen Gutschein über einen Kurs im Bogenschießen – und ich wurde wieder zum Kind: mit dem Flitzebogen „auf der Jagd“ im Wald rumlaufen (auf einem Bogenparcours).

In einem der letzten Winter stand ich das erste Mal auf Abfahrt-Ski (mit 43) – Wow.

Man mag von der Wii-Konsole halten, was man will – aber nachdem ich mich an der Spielkonsole die Tennis-Tabellen hochgespielt hatte, fragte ich mal eine Patientin, von der ich wusste, dass sie Tennis spielt, ob sie mich mal auf einen echten Tennisplatz mitnimmt.

Mit Begeisterung, Neugier, Spaß, sich herausfordern und heraus befördern.

So verliert Bewegung den bitteren Beigeschmack von „Müssen“, von „Arbeit“.

Wir dürfen Spielen!

Wie die Kinder!

Viel Spaß!

11 Geld und Werte

Gleich als das Geld „erfunden“ wurde, wurde auch als kirchliches Dogma eingeführt, dass man Geld nicht mit Geld machen darf. Es war Sünde, Geld gegen Zins zu verleihen.

Das ist auf Dauer sehr unbequem, wenn man reicher werden will, ohne zusätzlich zu arbeiten. Ich meine mich zu erinnern[33], dass dieses Dogma im 12./13. Jahrhundert abgeschafft wurde.

Heute besteht der weltweite Handel zu 98 % aus Geldgeschäften: Zinsen und „virtuelle Schweinehälften“ werden gehandelt – hinter dem Geld steht kein Gegenwert in Form von Waren und Dienstleistungen.

Geld ist ein an sich wertloses Objekt, z.Zt. ein Stück Papier. Es funktioniert nur, solange das Vertrauen da ist, dass ich den entsprechenden Gegenwert erhalte. Dieses Vertrauen sinkt zur Zeit drastisch.

Eine Blütezeit erlebte das Geld um das 12. Jhd. in Marburg. Es war üblich, sobald ein neuer Bischof an die Macht kam, die bisherige Währung einzusammeln (bzw. zu „verrufen“) und mit dem neuen Konterfei zu zieren. Bei dieser Gelegenheit wurden 10 % als „Gebühr“ einbehalten. So einfach Geld zu bekommen, gefiel dem Bischof, so machte er das wenige Jahre später wieder. Und wieder. Und wieder, bis der Abstand immer kleiner wurde und es für den marburger Bürger ein Nachteil wurde, Geld zu besitzen. Er versuchte, den „schwarzen Peter“ Geld schnellstmöglich wieder los zu werden. Es wurden schöne Häuser gebaut, gut gelebt und auch für die Künste, die Kirche etc. wurde Geld ausgegeben. - und damit seinem Zweck – dem Umlauf – zugeführt.

---

33 nicht an das 12. Jhd. sondern an einen Vortrag von Hans-Bernd Neumann

Finanzkrise 2008/2009, Eurokrise 2010, Inzwischen dürfte auch jeden die Angstmache vor der (Hyper-) Inflation erreicht haben. (Von der größeren Gefahr einer Deflation wird noch gar nicht gesprochen.)

Was mache ich jetzt mit meinem Geld ? Wie sichere ich mein Vermögen ?

Zur Zeit wird viel Propaganda betrieben. Legt Eurer Geld in Edelmetalle an, in Immobilien, usw.

Gold kannst Du nicht essen, es kann Dich nicht kleiden oder wärmen. Es ist auch nur ein „Spekulationsobjekt".

„Bedenklich wird es, wenn es zu handfesten Versorgungskrisen kommt, in denen sogar lebenswichtige Güter knapp werden. Wenn die Menschen zu wenig zu essen haben, dann verliert Gold seinen Wert fast völlig .... Deshalb hatte Gold auch in den schweren Krisen der Vergangenheit kaum einen Wert. Als St. Petersburg im Zweiten Weltkrieg belagert wurde, hatte eine Unze Gold gerade noch den Gegenwert einer gebratenen Ratte. Ähnlich war es in Deutschland nach dem Zweiten Weltkrieg, als ganze Schätze für ein Brot bezahlt wurden[34]"

Immobilien: „Was bei Immobilien meist übersehen wird, ist der mögliche Zugriff des Staates auf die Objekte. Nichts können Staaten besser besteuern oder mit Gebühren belegen als Grundstücke und Häuser. Diese stehen fest im Grundbuch und können weder weggebracht („immobil") noch versteckt werden. Dazu kommt, dass es sich bei Immobilien und Grundstücken meist um den größten Anteil am Vermögen handelt...[35]"

---

34 Günter Hannich „Die Deflation kommt"

35 Bundeszentrale für politische Bildung, 2007, Zitiert in Günter Hannichs „Die Deflation kommt"

Anmerkung: das meint v.a. die Immobilie als Kapitalanlage und Spekulationsobjekt, nicht das selbst bewohnte Eigenheim.

„Bildung ist das, was übrig bleibt,

wenn der letzte Dollar weg ist“

Mark Twain

Ich halte die Investition in sich selbst, seine Angehörigen und sein Umfeld für eine gute Investition. Erhaltet euren Kaufladen vor Ort. Lernt Euren lokalen Bio-Bauern kennen. Vielleicht kann ich ihn mit meiner Dienst-Leistung vergüten? Da werden wieder Tauschring und Co. interessant.

Sollte es tatsächlich zu Versorgungskrisen kommen, halte ich es für sinnvoll, wenn mich meine „Kapitalanlage“ auch nähren kann.

Mein persönlicher Favorit ist der Aloe-Vera-Saft, der in geschlossenen Kannistern über 3 Jahre haltbar ist.

12 Medizin & einfache Mittel zur Wiederherstellung der Gesundheit

Vorab: Selbst informieren – nicht anderen die Entscheidung über Deine Gesundheit überlassen !

Die Folgen jeder Therapie trägst immer Du selbst.

Und: immer weitere Meinungen einholen. Ich hatte einmal einen Patienten mit 14 verschiedenen Diagnosen. Falls eine davon richtig war, was war dann mit den anderen 13? (Das Symptom war Schmerzen im Bewegungsapparat, die Ursache v.a. Übersäuerung, vgl. Kap. 5.2.4)

Vor kurzem schnappte ich ein Gespräch auf: Ein Patient hatte fortgeschrittenen Krebs und war von Pontius zu Pilatus gelaufen: überall das Gleiche – schlechte Prognose.

Um es abzukürzen: Seine Genesung kam durch Beten!

Eine Freundin einer Freundin hatte ihren OP-Termin, um ihre Eierstock-Zysten entfernen zu lassen. Bei der Voruntersuchung waren sie verschwunden: durch Reiki!

Falsche Hoffnung zu säen ist genauso verkehrt, wie einem Menschen alle Hoffnung zu nehmen, denn es geschehen unglaubliche Heilungen.

„Der Arzt hat nur eine Aufgabe, zu heilen,

und wenn ihm das gelingt, ist es gleichgültig,

auf welchem Wege es ihm gelingt!“

Hippokrates

12.1. Schüssler Salze

Ich fragte einmal eine Patientin,
ob sie die Schüssler-Salze kenne.
Mineralstoffe, die Dr. Schüssler
Ende des 19. Jhd. entdeckt hat.
Sie antwortete „Wie soll ich den
denn kennen, ich bin doch erst 80?“

Schüssler stellte fest, dass ein Ungleichgewicht bzw. Fehlen von bestimmten Mineralstoffen für gestörte biochemische Prozesse sorgt, was den gesamten Stoffwechsel stört und somit in Krankheiten mündet.

Bevor ich die Biochemie nach Dr. Schüssler verstand, fragte ich mich immer, warum man von einer D6-Potenz „hampflewies“ (handvollweise) Tabletten vespern soll, da hätte man doch gleich eine D5 nehmen können. (vgl. Kap. 12.4. Homöopathie)

Heute weiss ich, dass Schüssler die Salze nicht wegen des homöopathischen Gedankens verrieben hat, sondern um die Mineralstoffe so klein zu machen, dass sie schon gleich von der Zelle der Mundschleimhaut aufgenommen werden können, während z.B. eine gewöhnliche Magnesium-Tablette erst über den Verdauungstrakt zerlegt, aufgenommen, verstoffwechselt werden muss, was voraussetzt, dass Verdauungstrakt und Stoffwechsel einwandfrei funktionieren. Außerdem dauert es eine Weile.

Während also die Homöopathie auf dem Ähnlichkeitsprinzip basiert, beruht die Therapie mit Schüssler-Salzen auf physiologisch-chemischen Vorgängen. Sie ist eine Substitutions-Therapie (Ersetzen, Ergänzen, Auffüllen).

Wilhelm Heinrich Schüssler hielt die Therapie fast aller Krankheiten mit zwölf Salzen, bzw. Verbindungen, wie sie im menschlichen Organismus vorkommen, für ausreichend. (Im Gegensatz zur Homöopathie, die damals schon etwa tausend Mittel umfasste.)

Wann brauche ich welches ?

Das kann sich ja kein Mensch gleich merken, wofür die einzelnen Salze zuständig sind. Braucht man ja auch nicht. Ich merke mir einfach ein, zwei, drei „Aufhänger“ pro Salz.

Was man häufiger braucht, kann man sich besser merken. - Ist auch gut so.

Eine Hilfe ist auch immer, wie gut die Tablette im Mund zergeht – wenn sie schnell weg ist (und süßlich schmeckt) wird dieses Salz gebraucht; wenn sie ewig trocken im Mund rumliegt, wird es eher nicht gebraucht.

Weitere Hinweise nach der Auflistung der Salze.

Das häufigst verwendete Salz ist die Nr. 7 (Magnesium phosphoricum), bei mir persönlich kommen danach die Nr. 3 (Ferrum phosphoricum) und Nr. 5 (Kalium phosphoricum). Der Übersichtlichkeit halber, um einfacheres Nachschlagen zu ermöglichen, liste ich die Salze in der Reihenfolge ihrer Nummerierung auf.

Wenn man tiefer in die Thematik einsteigt, kommt man nicht um die „Antlitzdiagnose“ herum. Es gibt typische Veränderungen, die auf einen Mangel eines bestimmten Salzes hinweisen. Daher jeweils auch ein kleiner Hinweis dazu.

Ferner lassen sich auch typische Charakter / Verhalten / Emotionen den einzelnen Salzen zuordnen.

Nr. 1 (Calcium flouratum D12)
Schlagwort: „Elastizität". Es reguliert Spannungsverhältnisse in Geweben, z.B. Blutgefäßen (Einsatz bei Krampfadern, Hämorrhoiden), Haut und Unterhautgewebe (Narben, Schwangerschaftsstreifen, Schrunden)
Zeichen im Gesicht: „Würfelfalten" um die Augen

Nr. 2 (Calcium phosphoricum D6)
Schlagwort: „Stabilität" - das „Knochensalz".
Für Knochen (-brüche, Wachstumsschmerz, Osteoporose), **Allergie**, Blutgerinnung (Nasenbluten), Muskelkontraktion (neben Magnesium)
Verlangen nach Geräuchertem, Senf, Ketchup
Zeichen im Gesicht: „wächsern": Wenn z.B. die Ohren (stellenweise) aussehen, als wären sie aus Wachs geformt.

Nr. 3 (Ferrum phosphoricum D12) – Eisen
für rote Blutkörperchen = Sauerstofftransport
Akutmittel – bei Krankheiten im 1. Stadium, Entzündungen aller Art; bei pochenden, pulsierenden, klopfenden Schmerzen.
Bei Immunschwäche (Abwehr steigernd)
Bei Anämie (Blutarmut): kalte Hände und Füße, allg. Schwäche, Müdigkeit
Wenn man keine Sonne verträgt
Zeichen im Gesicht: warme, rote Ohren oder Stellen im Gesicht

Nr. 4 (Kalium chloratum D6)
2. Stadium einer Krankheit (nach Nr. 3)
Schleimhäute, z.B. im Verdauungstrakt (Durchfälle), im Atmungstrakt (Husten, Bronchitis), Bindehaut; bei Blutverdickung (reguliert Viskosität)
Für Nerven und Muskeln und Wasserausscheidung; bei Neigung zu Dickleibigkeit, weißem Zungenbelag
Zeichen im Gesicht: „milchig" (milchig-rot, milchig-blau) Färbung v.a. der Lider, Couperose, Hautgrieß

Nr. 5 (Kalium phosphoricum D6)
Energie, daher Nr. 5 nicht nach 5 (17 Uhr) - es sei denn **bei Fieber**
Nerven und Psyche: bei körperlicher, geistiger und seelischer Schwäche. Nervöser Schlaflosigkeit. Typischer Satz: „Es wird mir alles zu viel!" (mutlos, verzagt, weinerlich)
Mundgeruch (der auch durch Zähne putzen nicht verschwindet); ständiges diffuses Hungergefühl auch nach dem Essen
Zeichen im Gesicht: grauer Hauch v.a. ums Kinn

Nr. 6 (Kalium sulfuricum D6)
3. Stadium einer Krankheit (nach 3. u. 4.)
Entgiftung (gefolgt von Nr. 10)
Lebermittel, bei „Lufthunger", Asthma, bei Hauterkrankungen aller Art, Milchschorf, Pigmentflecken /-störungen, Sommersprossen und Schleimhautentzündungen.
Gelb (bis braun), auch wenn der Schleim beim Schnupfen gelb wird, aber v.a. bei
Zeichen im Gesicht: gelbliches Hautkolorit, gelblicher Unterton

Nr. 7 (Magnesium phosphoricum D6)
Muskeln: alles, rund um den Muskel, vom Muskelkater, **-krämpfe**, (meist erst Wadenkrämpfe); -schmerzen, Koliken, aber nicht nur der Skelettmuskulatur: auch die Hohlorgane wie Bronchien (z.B. bei Asthma), der Verdauungs- und Harntrakt (Krämpfe, Koliken) und die Gebärmutter (Regelkrämpfe) haben Muskeln
Einsatz bei (Ein-)Schlafstörungen; **Migräne,** nervöser Unruhe, Lampenfieber, rheumatische Schmerzen
Zeichen: **Schokoladenhunger** (der reine)
Zeichen im Gesicht: hektische Flecken, Verlegenheits-/Schamesröte
Besondere Zubereitung: „heiße Sieben" (s. Einnahme)

Nr. 8 (Natrium chloratum D6)
Flüssigkeitshaushalt, bindet Schleimstoff. Einsatz bei allem, was mit den Körperflüssigkeiten zusammenhängt. (Nr. 4 für Schleimhäute, Nr. 8 für den Schleim, daher häufig zusammen eingesetzt)
Wirkt sofort bei **Fließschnupfen** (so lange noch wässrig – am besten auf die Nasenschleimhaut, idealerweise per Creme, aber ich habe auch schon die Tabletten im Mund „angelöst" und diesen Brei in die Nasenlöcher gerieben – man sieht zwar aus wie ein Kokser, aber es wirkt meist sofort.
Einsatz auch bei: Durchfall, Schweiß, Schwellungen / Ödemen, trockener Schleim-/Haut
Zeichen im Gesicht: „Gelatineglanz" auf den Lidern, Haut gedunsen, schwammig, große Poren

Nr. 9 (Natrium phosphoricum)
Lymphe (z.B. bei geschwollenen Lymphknoten), **Säure-Basen-Gleichgewicht (Sodbrennen**, Blähungen, Gastritis, saures Aufstoßen, sauer riechender Schweiß), Rheuma, Gicht, Gelenkschmerzen, Steinbildung, Pickel, Mitesser, Akne, Asthma
Zeichen: Hunger nach Süßigkeiten und Mehlspeisen
Zeichen im Gesicht: Fettglanz v.a. auf Stirn und Nasenrücken, Pickel, Fettbacken

Nr. 10 (Natrium sulfuricum D6)
Entgiftung (neben Nr. 6)
Kater (Vergiftungskopfschmerz), verschwollene Augen; geschwollene Beine, Füße, Hände; Juckreiz, Fieberblasen, Herpes, offene Beine, Ekzeme, Urticaria
Zeichen: **Grün** (z.B. Schleim bei Schnupfen)
Zeichen im Gesicht: grünlich-gelbliche Verfärbung, v.a. um das Kinn

Nr. 11 Silicea D12
„Jungbrunnen": bei Falten, Osteoporose, Bindegewebsschwäche, Cellulite, Arthrose, Bandscheibenerkrankungen, **Nerven** (neben Nr. 5, z.B. bei Ischiasschmerzen, Zucken der Lider), Leistenbruch, Handschweiß, Schweißfuß, **stinkender Schweiß**, Arteriosklerose, Neigung zu blauen Flecken (mit Nr. 1)
Zeichen: **Empfindlichkeit** gegenüber Geräuschen, Licht
Zeichen im Gesicht: Glasur-/Politurglanz: lässt Hautstruktur (v.a. der Stirn u. Nase) nicht erkennen, z.B. Spiegelglatze

Nr. 12 Calcium sulfuricum D6
Eitrige Prozesse (Schleim-/Hauteiterungen, Mandelentzündung, Abszess) und Gelenke (Rheuma, Gicht), Leber/Galle (-funktionsstörungen) – Abfluss gestauter Flüssigkeit.
Wenn eine Krankheit ins Stocken geraten ist und nicht ausheilt
Zeichen: Gesichtshaut wie Gips (alabasterweiße Verfärbung)

Einnahme / Dosierung:

Vorab: es gibt die Schüssler-Salze auch als Tropfen, Globuli und für die Gluten-Intoleranten auf Kartoffelstärke.

Am besten, selbst ein Gefühl dafür entwickeln. Bei akuten Zuständen alle paar Minuten eine Tablette unter der Zunge zergehen lassen, dann Abstände größer werden lassen (alle halbe Stunde, Stunde u.s.w.).

Andere Möglichkeit: in (idealerweise warmem) Wasser auflösen und diese Flüssigkeit trinken (möglichst lange im Mund belassen), am bekanntesten ist diese Darreichungsform mit Nr. 7 „die heiße Sieben", aber man kann auch die anderen Tabletten, auch gemischt so einnehmen.

Ich gebe nur ungern Dosierungsanleitungen wie 3 x täglich 5 Stück. Ich kippe mir ein paar in die Hand, wenn es 7 sind, ist gut, wenn es 3 oder 10 sind ist auch gut. Und wenn ich die Einnahme „vergesse" oder mir nicht danach ist, ist auch gut – vielleicht später oder morgen wieder.

Hersteller von Schüssler-Salzen:

Ich selbst bestelle gerne online (bei omp), aber in Zusammenarbeit mit Patienten, die kein Internet haben oder ihm misstrauen, oder wenn es schnell gehen muss, und nicht zuletzt zum Erhalt der lokalen Apotheke empfiehlt sich diese.

Dort warte ich aber ggf. lieber bis zur Lieferung am Nachmittag und nehme „Biochemie Pflüger", die unter Umständen billiger und meines Erachtens besser sind als die, die meist vorrätig sind.

Falls die Frage kommt, in welcher Potenzierung (D6, D12 oder andere) ich das Salz will, antworte ich: in der ursprünglich von Schüssler erprobten (alles D6, außer 1, 3, und 11).

12.2. Homöopathie

„Similia similibus curentur“ (lat.) =

„Ähnliches soll durch Ähnliches geheilt werden.“

Diese sanfte Heilweise wird auf den deutschen Arzt Samuel Hahnemann [36](1755 – 1843) zurückgeführt.

Weitere Grundsätze der Homöopathie sind:

- Arzneimittelprüfung am gesunden Menschen:

  Hahnemann hat selbst den Eisenhut (Aconitum) in seiner puren Form (Urtinktur) eingenommen und da durch Schüttelfrost und Fieber bekommen.

  Was Bienengift (Apis mellifica) in seiner „Urtinktur“ bewirkt, haben die meisten von uns schon schmerzlich erfahren.

- Potenzierung: Verdünnung, Verrühren und Verschütteln

  Die Herstellung der homöopathischen Mittel erfolgt durch Potenzieren. Dabei wird jeweils 1 Trop fen von der Ursubstanz mit 99 Tropfen Alkohol verdünnt und 10 mal verschüttelt, oder 1 g Ursubstanz mit 99g Milchzucker vermischt und 10 mal verschüttelt. Bei einer Verdünnung von 1 zu 100 spricht man dann von einer C-Potenz, bei einer Verdünnung im Ver hältnis 1 zu 10 spricht man von D-Potenzen und bei der Verdünnung von 1 zu 50.000 von LM- bzw. Q-Potenzen.

---

[36] S. Hahnemann sagte wohl auch: „Macht es nach! - Aber macht es genau nach!“

Da ich kein Homöopath bin, bat ich Heilpraktikerin Anja Kuttruff-Bäurer, uns die 20 wichtigsten Mittel und deren Anwendung komprimiert näher zu bringen.

Sie geht bei den nachfolgenden Empfehlungen von der Potenz C30 in Form von Globuli aus, die bei akuten Symptomen rasch helfen und auch für Kinder gut verträglich sind, da Tropfen meist mit Alkohol versetzt sind.

Für die Anwendung werden 3 Globulis in einem halben Glas Wasser durch Umrühren (bitte mit einem Plastiklöffel) aufgelöst und 1 Schluck genommen. Je nach Stärke der Beschwerden gibt man im Abstand von mehreren Stunden nochmals 1 Teelöffelchen nach, bis Besserung eintritt. Bei Besserung die Abstände vergrößern (3 mal täglich 1 Teelöffel) und ausschleichen, bis die Symptome verschwunden sind, oder sich verändert haben.

Da die homöopathischen Mittel über die Schleimhäute aufgenommen werden, empfiehlt es sich, das „Globuliwasser“ vor dem Hinunterschlucken kurze Zeit im Mund zu behalten.

Bitte bei chronischen oder sehr heftigen und ungewöhnlichen Beschwerden, oder falls keine Besserung der Beschwerden eintritt, einen Arzt oder Heilpraktiker aufsuchen.

Im Folgenden die wichtigsten homöopathischen Mittel und ihre zugehörigen Symptome:

1. Aconitum
2. Allium cepa
3. Arnica
4. Arsenicum album
5. Belladonna
6. Bryonia
7. Calcium carbonicum
8. Cantharis
9. Carbo vegitalilis
10. Chamomilla
11. Euphrasia
12. Ferrum phosphoricum
13. Gelsemium
14. Hypericum
15. Ignatia
16. Ipecacuanha
17. Nux vomica
18. Pulsatilla
19. Rhus toxicodendron
20. Symphytum

12.2.1. **Aconitum** (Eisenhut)

Bei Beschwerden (Erkältung/Fieber/Schmerzen) die **plötzlich und heftig** auftreten, besonders nach einem Schreck/Schock oder nach Kälte. Typisch ist eine „Unruhe". Auch bei **Angstzuständen** und Panik.

12.2.2. **Allium cepa** (Zwiebel)

Bei Beginn eines **Schnupfens** mit wässrigem, wundmachendem Sekret (rote, schmerzhafte Nase) und Niesanfällen. Mit geröteten, tränenden Augen.

12.2.3. **Arnica montana** (Bergwohlverleih)

Das wichtigste Mittel bei **allen Verletzungen**, Stürzen, Prellungen, Quetschungen, Schnitten … und bei Schock!

Auch gegen Muskelkater.

Nicht bei Patienten einsetzen, die Blutverdünner nehmen müssen (Marcumar, ASS).

12.2.4. **Arsenicum album** (weißes Arsen)

Bei **Brechdurchfall** (auch Viruserkrankungen) und Lebensmittelvergiftungen, bzw. wenn man etwas gegessen hat, was nicht mehr ganz in Ordnung war.

12.2.5. **Belladonna** (Tollkirsche)

Ein großes Kindermittel! Bei plötzlichen Erkrankungen mit Fieber und rotem, heißen Kopf und Schwitzen. Auch bei **Entzündungen** mit Hitze, Brennen und Rötung (besonders Hals-, Bauch- und Unterleibsschmerzen). Oft mit glänzenden Augen und großen Pupillen.

12.2.6. **Bryonia** (Zaunrübe)

Bei stechenden und ziehenden Schmerzen (Tennisarm, Sehnenscheidenentzündung, Schleimbeutelentzündung, ...).

Die Schmerzen werden durch die geringste Bewegung schlimmer und in der Ruhe besser.

12.2.7. **Calcium carbonicum** (Kalziumkarbonat)

Bei ständiger **Erkältungsneigung**. Sehr verfroren und ständige Infekte. Krankhaftes Übergewicht. Kalte, feuchte Füße.

Auch ein großes Kindermittel: Milchschorf, Erkältung, Halsschmerzen, Husten.

Bei hartnäckiger Verstopfung.

12.2.8. **Cantharis** (spanische Fliege)

Vor allem bei brennenden Schmerzen. Hauptmittel bei allen **Verbrennungen** und Verbrühungen, auch Sonnenbrand. Bei **Blasenentzündung**. Verringert (frühzeitig eingenommen) **Narbenbildung**.

12.2.9. **Carbo vegitabilis** (Holzkohle)

Bei **Schwächezuständen** und Kollapsneigung, vor allem nach längerer Krankheit (nicht mehr auf die Beine kommen, nach wiederholten Lungenerkrankungen) oder bei kraftlosen, energielosen alten Menschen.

12.2.10. **Chamomilla** (echte Kamille)

Hauptkindermittel bei allen Beschwerden während der **Zahnung** (Fieber, Durchfall,...) und bei Zahnschmerzen. Typisch ist eine gerötete und eine bleiche Wange.

12.2.11. Euphrasia (Augentrost)

Hauptmittel bei **Bindehautentzündung**. Viele Augenbeschwerden: Kratzen und Jucken, tränende Augen, das Gefühl von einem Sandkorn/Fremdkörper im Auge. Lichtempfindlichkeit. Auch Fließschnupfen/ Heuschnupfen, wenn die Augen beteiligt sind.

12.2.12. Ferrum phosphoricum (Eisen-phosphat)

Findet Verwendung im **Anfangsstadium einer Infektion**: **beginnender** trockener Husten, Ohrenschmerzen, Halsschmerzen, bei mäßigem Fieber und allem was mit **-itis** endet (z.B. Bronchitis)

12.2.13. Gelsemium (falscher Jasmin)

Ein echtes **Grippemittel** mit Fieber, Kopf- und Gliederschmerzen, Husten, Schnupfen und Halsschmerzen und die Patienten frieren/frösteln dabei. Auch bei Angst-/ Spannungszuständen: Prüfungsangst, Lampenfieber.

12.2.14. Hypericum (Johanniskraut)

Das wichtigste **Nervenmittel**: bei allen Nervenverletzungen durch Stauchung, Prellung, Schnittwunden und bei Phantomschmerzen (nach Amputation/Zahnziehen). Nach Fehlgeburten für die Mutter, nach Saugglocke für das Baby.

12.2.15. Ignatia (Ignatusbohne)

Ein großes **Kummermittel**: vor allem bei Liebeskummer, Heimweh, aber auch bei Verlusten von geliebten Menschen und Tieren. Bei **Wesensveränderung** (z.B. wenn Kind furchtbaren Film angeschaut hat).

12.2.16. **Ipecacuanha** (Brechwurzel)

Hauptsächlich bei **Übelkeit und Erbrechen**, sowie bei Reisekrankheit (auch Babys und Kleinkinder) und bei Husten mit Erbrechen.

12.2.17. **Nux vomica** (Brechnuss)

Das **Stressmittel**! Beschwerden durch Überbelastung, wie z.B. Kopfschmerzen, Magenschmerzen (auch Sodbrennen/Stein im Magen), Rückenschmerzen/Ischias, Schlafstörungen.

Sie neigen zum übermäßigen Genuss von Kaffee, Alkohol, Nikotin und zu Arzneimittelmissbrauch.

12.2.18. **Pulsatilla** (Wiesenküchenschelle)

Ein großes Frauen- und Kindermittel: meist bei **gelblichen Absonderungen** z.B. bei Bindehautentzündung, Schnupfen, Husten, Mittelohrentzündung, bei Infekten mit Fieber, wenn die Patienten blass sind. Auch bewährt bei Menstruations- und Wechseljahrsbeschwerden.

12.2.19 **Rhus tox(icodendron)** (Giftsumach)

Hauptmittel bei Folgen von **Zerrungen, Verrenkungen mit Beteiligung von Skelett/Gelenken, bei Ischias, Hexenschuss, Arthritis, Arthrose, Rheuma**. Schmerzen besser in der Ruhe und bei fortgesetzter Bewegung. Schmerzverschlimmerung zu Beginn der Bewegung.

Auch bei juckenden Hautausschlägen und Juckreiz bei Windpocken. Anfangsstadium Herpes.

12.2.20 **Symphytum** (Beinwell)

Bei **Knochenbrüchen** und Verletzungen von Sehnen, Bändern und der Knochenhaut. Auch bei äußeren Verletzungen und Prellungen der Augen.

12.3. Leber-/Gallenreinigung

Eines der wichtigsten und effektivsten Verfahren zur Steigerung von Wohlgefühl und Gesundheit ist die Leber- und Gallenreinigung.[37]

Sie lässt sich einfach durchführen und die unangenehme (Ausscheidungs-) Phase beschränkt sich auf ein Wochenende.

Der Clou – das „Durchblasen“ der Gallenwege wird durch Trinken eines Gemisches aus Olivenöl und Grapefruitsaft herbeigeführt. Danach kann man (muss man aber nicht) seine Gallensteine in der Kloschüssel bewundern.

Ein Bekannter unkte: „Jaja, die Kristalle bilden sich doch erst durch den Olivenöl-Saft Trunk und der Reaktion mit den Verdauungs-säften“. Da musste ich es natürlich genau wissen und ließ mir vor der Prozedur die Gallenblase per Ultraschall darstellen (was ich auch dem Erstanwender empfehle): tatsächlich: Gallengrieß!

In der Darstellung nach der Leberreinigung war sie baby-sauber.

Gebraucht wird:

- Bittersalz: Magnesiumsulfat
- 125 ml kaltgepresstes natives Olivenöl
- 2 Pink Grapefruit
- 6 Liter Apfelsaft
- ggf. Irrigator, ggf. Ornitin (s.u.)

---

[37] Genauere Anleitung z.B. in „Die Wundersame Leber- & Gallenblasenreinigung" von Andreas Moritz oder „Heilung ist möglich." von Hulda R. Clark

Durchführung:

(idealerweise bei abnehmendem Mond, noch idealer: Reinigungstag bei Neumond)

Vorbereitung:

In der Woche vor der Leberreinigung jeden Tag zusätzlich (zu unseren mind. 2 Liter Wasser) einen Liter Apfelsaft täglich über den Tag verteilt trinken (nicht um die Mahlzeiten, siehe Kapitel Ernährung). Die Säuren des Apfelsaftes machen Gallensteine weicher.

Ernährung: möglichst vegan

Zu meiden sind: Gekühltes, Frittiertes, üppige Mahlzeiten, Alkohol, Nahrungsergänzungsmittel und Medikamente, die nicht sein müssen.

Samstag:

Morgens leichtes, fettfreies, eiweißfreies bzw. -armes Frühstück

Mittagessen nur wenn es sein muss – fett- u. eiweißfrei, z.B. gedünstetes/gekochtes Gemüse mit weißem (Basmati-) Reis.

ab 14 Uhr nur noch Wasser trinken.

Mind. 0,8 Liter Abführmittel Bittersalz ansetzen und nur wenn es sonst nicht getrunken werden kann in den Kühlschrank. Bittersalz: Magnesiumsulfat weitet die Gallenwege – Glaubersalz, Natriumsulfat nicht !

um 18 Uhr 200 ml Abführmittel

um 20 Uhr 200 ml Abführmittel

Falls bis 21.30 Uhr keinen Stuhlgang, den Darm per Einlauf frei machen.

Um 22 Uhr einen Mix (am besten geschüttelt, nicht gerührt ;-) aus 125 ml kaltgepresstem Olivenöl und dem Saft zweier pink Grapefruit im Stehen trinken.

Sofort hinlegen (sonst steigt die Wahrscheinlichkeit, dass einem schlecht wird), am Besten, Kopf höher als Bauch, z.B. erhöhter Oberkörper. Die ersten 20 Min. völlig still auf dem Rücken liegen, möglichst nicht reden und sich auf seine Leber konzentrieren. Manche spüren wohl die Gallensteine „purzeln“. Danach idealerweise schlafen.

Ab jetzt wird der Stuhlgang interessant: es könnten kleine Gallensteine (bis zu Linsengröße, erbsengrün oder lehmfarben) auf der Wasseroberfläche schwimmen. Meist kommt der Stuhlgang aber erst im Laufe des Morgens:

ab 6 Uhr nicht früher 200 ml Abführmittel, 2 Stunden später nochmal.

Jetzt kannst Du evtl. in der Kloschüssel Deine Gallensteine finden (bis zu 200)

nach weiteren 2 Stunden eine leichte fettfreie Mahlzeit zu sich nehmen (besser noch anfangen mit Fruchtsaft, eine halbe Stunde später Obst, und erst eine Stunde danach leichte Mahlzeit).

Als ich die Prozedur das erste Mal durchführte, habe ich eine andere Variante in Anlehnung an Hulda Clark gewählt, bzw. nur diese gekannt.

Zum Binden des frei werdenden Ammoniaks aus der Leber, somit zur Vermeidung von Übelkeit oder Kopfschmerzen, nahm ich die empfohlenen 4 Ornitin-Kapseln zum Olivenöl-Gemisch.

Nachts wurde ich gegen 3 Uhr (Leberzeit nach chin. Organuhr) schweißgebadet wach, mit Aufstoßen mit Olivenöl-Geschmack. Konnte dann weiterschlafen und den Geschmack dann morgens mit Abführmittel runterspülen ;-)

Heute sehe ich dies als die „harte Methode“, ohne Vorbereitung. (Die einige Bekannte so praktizieren, und viele Russen angeblich auch.)

Die Ornitin-Kapseln habe ich mir aus der Schweiz mitbringen lassen, da unsere Apothekerin sie mir nicht besorgen konnte. [38]

---

[38] Inzwischen weiß ich auch Genaueres: "L-Ornitin" von Gall-Pharma; Vertrieb BRD: Hecht-Pharma, Fünftausendorf 1, 21772 Stinstedt, Tel 04756 - 851044

12.4. Kolloidales Silber

Die drei Säulen der Gesunderhaltung nach Dr. Robert Beck sind der „Blutzapper“, ein „Magnetpulser“ und kolloidales Silber.

Vor vielen Jahren brachte mir ein Kursteilnehmer begeistert ein Video mit einem Vortrag von Dr. Robert Beck. Schlechte Qualität und sehr langatmig – aber interessante Essenz:

Mit dem Blutzapper (der durch Hulda Clark Berühmtheit erlangte und den es inzwischen in vielen Ausführungen gibt), wird eine Frequenz aus elektrischen Impulse an die (Radialis-)Puls-Stellen des Körpers auf-/eingebracht, wodurch Krankheitserreger aus dem Blut eliminiert werden (sollen).

Jetzt sind aber nicht alle Erreger im Blut. Ein Teil versteckt sich v.a. in den lymphatischen Geweben und z.T. in den Nervenbahnen (v.a. Herpes-Viren). Diese werden mit einem Magnetpulser „herausgejagt“ und dann mit dem Zapper aus dem Blut gebrutzelt. So weit die Theorie – nachvollziehbar. Für mich brachte die Methode bisher keine signifikanten Erfolge. Wahrscheinlich, weil ich a) nicht geduldig genug durchgehalten habe und b) mir keiner signifikanten Erkrankungen bewusst bin. - Allerdings habe ich einige Kursteilnehmer, die auf diese Geräte schwören.

Dr. Beck berichtete in seinem Vortrag, dass er schon mit Glatze im Rollstuhl gesessen habe und selbst hochkarätige Ärzte aus seinem Freundeskreis ihm nicht mehr lange zu Leben gegeben hatten.

Den Vortrag hält er gut zu Fuß und mit Haaren.

Becks dritte Säule der Genesung, das kolloidale Silber[39] setze ich häufiger und mit Erfolg ein. Es ist offenbar eines der ältesten, breitbandigsten und unschädlichsten Antibiotika. (Lange bekannt vor Penicillin.)

Wer eine hatte, legte früher eine Silbermünze in die Kanne mit Milch, die dadurch nicht so schnell schlecht wurde. Noch heute sind die Wasserleitungen in den Raumschiffen mit Silber beschichtet, und nicht zuletzt haben auch die Pflaster-Hersteller diese neue, alte Erkenntnis aufgegriffen und bieten Silber-haltige Pflaster an, die das Infektrisiko mindern sollen.

Ich stelle mein kolloidales Silber her, indem ich zwei Silberstäbe (Feinsilber! Es darf keine Legierung z.B. mit Nickel sein) jeweils mit einem Draht an eine 9V-Block-Batterie anschließe und in ein Wasserglas stelle. (Entionisiertes Wasser aus der Apotheke)

Die Silberstäbe dürfen sich nicht berühren.

Je nach Wasserportion kann ich die Silberstäbe nach 10 – 15 Min. entfernen. Mein Wasser schmeckt jetzt etwas bitter.

Es sollte jetzt nicht mehr mit anderen Metallen in Verbindung kommen, damit sich keine toxischen Verbindungen bilden, d.h. Plastik- oder Hornlöffel (ich verwende auch gerne Spritzen – keine Angst - nicht zum Spritzen, sondern zum Einnehmen und Aufbringen). Die Lösung sollte auch nicht mit metallischen Zahnfüllungen, z.B. Amalgam in Kontakt kommen. Als ich noch Amalgam-Füllungen hatte, war ich eher verhalten in der Anwendung und habe es zum Gurgeln an den Zähnen vorbei eingenommen. Erst als meine Zähne „saniert“ waren, bin ich so richtig in die Anwendung eingestiegen,

---

39 „Immun mit kolloidalem Silber“ von Josef Piers, VAK-Verlag

verwende es v.a. bei Infektionen im Hals-/Rachenbereich, aber auch bei der Versorgung von Wunden.

Eine Kursteilnehmerin berichtete, dass sie das „offene Bein“ ihrer Mutter, bei dem sie schon Vieles ausprobiert hatte, letztlich mit Hilfe von kolloidalem Silber „zugekriegt“ hat.

Im Unterricht zeige ich die Herstellung mit Leitungswasser, weil es da so eine schöne Reaktion mit Trübung des Wassers, Schlieren- und Blasenbildung an einem Pol gibt. Das Endprodukt eignet sich aber nicht zur Anwendung, besonders nicht der inneren. Aber meine Pflanzen haben vielleicht dadurch keine Läuse.

Inzwischen sind auch hier ganze Gruppierungen entstanden: Es soll warmes Wasser sein; es sollen 3 Batterien, sprich 27 Volt sein etc. Einige Blutzapper haben auch gleich die Buchsen für die Silberstäbe.

Ich habe berichtet, wie ich das kolloidale Silber herstelle. Solltest Du damit experimentieren wollen, befasse Dich selbst damit und finde Deinen optimalen Umgang heraus.

12.5. Schröpfen

Lange Zeit habe ich das Schröpfen als „mittlalterlich" angesehen und dadurch ein wertvolles therapeutisches Werkzeug missachtet, das in Europa, Asien und Afrika seit alters her geschätzt wird. Inzwischen bin ich der Meinung, dass dieses einfache und effektive Werkzeug in jeden Haushalt gehört.

Man unterscheidet das trockene und das blutige Schröpfen.

Beim trockenen Schröpfen wird die Luft in einem Schröpfglas erwärmt, welches danach schnell auf die Haut gesetzt wird. Durch die abkühlende Luft entsteht ein Unterdruck (Sog). Es kommt zu einem Bluterguss, einem blauen Fleck (Blut tritt aus den Blutgefäßen in das umliegende Gewebe). Dieser Reiz aktiviert die örtlichen und allgemeinen körpereigenen Heilkräfte.[40]

Lokal (an dieser Stelle) kommt es zu verstärkter Stoffwechsel-aktivität, so können „Schlackenstoffe" verstärkt abgebaut werden.

Diese Hautstelle beeinflusst aber auch die Organsysteme (Schröpfzonen nach Abele, „Head´sche Zonen", Zustimmungspunkte aus der TCM).

Es ist aber auch Blut in einem Gewebe, wo es normalerweise nicht hin gehört – das Abwehrsystem sieht es erst mal als fremd an, und setzt sich neu damit auseinander – so dient das Schröpfen auch als „Umstimmungstherapie", zur Regulation gestörter Körperfunktionen, die sich z.B. in Infektanfälligkeit, Entzündungen und Schmerzen äußern.

---

[40] Die Kunst des Schröpfens, s. Literaturverzeichnis

12.6 Psychosomatische Energetik

Im Film Matrix bietet Morpheus unserem Helden Neo zwei Tabletten an: schluck die rote und alles bleibt wie es bisher war – du lebst Dein Leben wie gewohnt. Oder schluck die blaue und erfahre die Wahrheit.

Natürlich wählt Neo die Wahrheit – nichtsahnend, dass diese vielleicht erst mal gar nicht schmeckt.

René, unser Dozent für Wirbelrichten aus der Schweiz, berichtete eines Tages ganz begeistert von einer Therapie, mittels derer man auf einfache Weise Entwicklungssprünge machen könne. Ausgehend von der Theorie, dass wir uns für dieses Leben bestimmte Aufgaben ausgesucht haben, wird mittels eines Geräts festgestellt, welches Thema gerade ansteht und zu welchem Chakra es gehört. Es werden homöopathische Mittel verabreicht, die einen bei der Lösung dieser Aufgabe unterstützen.

Er erklärte es u.a. an dem Beispiel: Wenn es in einer Beziehung nicht stimmt, weiss es oft die ganze Welt um einen rum, bloss die Betroffenen kapieren´s erst im Nachhinein. - im günstigen Fall. Im ungünstigen Fall sucht man sich das gleiche Problem in einer anderen Verpackung – bis man sein Muster erkannt hat. (Wieder die Lebensaufgabe: Erkenne Dich selbst)

Er zitierte Einstein: „Wir lösen ein Problem nicht, so lange wir auf der Stufe stehen, wo das Problem entstanden ist."

Ich dachte so: „Ist das nicht das Schicksal ausgetrickst?" - Darüber könnte man jetzt meditieren –

war es nicht mein Schicksal, dieses Hilfsmittel kennenzulernen?

Wie auch immer – Ich vertraute René und er war so begeistert und überzeugt, dass ich mich für „Versuch macht kluch“ entschied.

Er schloss mich mit einem Armband an das Gerät an. (So ein hübscher Kasten mit vielen Knöpfchen und Birnchen) und fing an, an meinen Armen zu ziehen. (Kinesiologisch meine Muskelspannung und -änderung auf bestimmte Reize zu überprüfen) und immer wieder Knöpfchen zu drücken. Ich ließ ihn machen und schaute derweil spazieren.

Irgendwann bat er: „jetzt guck doch mal“ - Er zog an meinen Armen und sie waren ungleich lang – er drückte ein Knöpfchen und zog wieder – und sie waren gleich lang. Kurz darauf erzählte er mir, was mein aktuelles Thema sei, und mit welchem Chakra ich Schwierigkeiten hätte. (Das wusste ich schon vorher – aber er nicht, daher funktionierte das Gerät anscheinend). Er verschrieb mir ein paar Tröpfchen, die ich brav einnahm und ich merkte: nichts - dachte schon so - „Na ja ...“

Einige Monate später ließ ich ihn nochmal testen: Das Thema war laut Gerät (vorerst) erledigt, und es zeigte sich ein neues.

Mit dem Gerät kann man auch testen, um wie viel dieses Thema unsere Vitalität und Lebensfreude beeinträchtigt, und es lässt sich auch messen, wie bewusst uns das Thema ist.

Mein Thema nahm mir 90 % Lebensfreude.

und war mir bewusst: 0 %.

Er verschrieb mir meine Tröpfchen und wünschte mir „Viel Spaß“.

Mein Leben fuhr mit mir Achterbahn. Ich erfuhr Wahrheiten, die mir erst mal gar nicht schmeckten.

Ich durfte reifen und mich entwickeln und bin überzeugt, dass ich mir so manches Warnsignal, manchen Aufschrei meines Körpers, im Volksmund Krankheit, erspart habe und meiner Lebensaufgabe „erkenne Dich selbst" näher gekommen bin.

12.7. Wickel mit Retterspitz®

Retterpitz Äußerlich ist das zweitälteste Medikament Deutschlands (seit 1902). Reine ätherische Öle in *Retterspitz Äußerlich* unterstützen die bewährte Hydrotherapie. Das enthaltene Thymol hemmt Entzündungen, Rosmarinöl lässt rheumatische Beschwerden leichter abklingen und bessert Durchblutungsstörungen. Arnika wird traditionell bei stumpfen Verletzungen, Muskelschmerzen und Venenbeschwerden eingesetzt. Die spezielle Kombination der verwendeten pflanzlichen Inhaltsstoffe ermöglicht ein breites Anwendungsspektrum.

Retterspitz® im Verhältnis 1 : 1 mit Wasser mischen, idealerweise hat die Mischung ca. 15° C. Ein Stück Baumwollstoff, idealerweise Verbandsmull, in Ermangelung dessen aber auch eine Stoffwindel oder ein Geschirrtuch damit tränken und kräftig auswinden, (... und nochmal auswinden) und dann auf die betroffene Stelle auflegen, bzw. bei Extemitäten umwickeln. Dann mit einem trockenen Tuch, z. B. Handtuch umwickeln und fixieren. Wichtig ist, dass das feuchte Tuch vollkommen überdeckt ist, damit keine „Kältebrücken" entstehen. Unter dem Wickel ist es typischerweise zuerst kühl und wird dann warm, evtl. begleitet von einem prickelnden Gefühl. Nach ca. 2 Stunden kann der Wickel entfernt werden – muss aber nicht – sollte man schlafen, kann er auch bis zum Morgen belassen werden.

12.8. Effektive Mikroorganismen (EM)

Ein japanischer Wissenschaftler, Prof. Dr. Teruo Higa war in der Zitrusfrucht-Branche durch die vielen Düngemittel und Pestizide krank geworden und machte sich auf die Suche nach natürlichen Alternativen. Dabei experimentierte er mit allerlei Mikroorgansimen, z.B. Bakterien und Hefen.

Allerdings wollte es nicht so recht funktionieren. Irgendwann nahm er seine ganzen Versuche, die Inhalte all seiner Petrischalen und schüttete sie frustriert aus dem Fenster.

Und siehe da, vor dem Fenster entstand üppigste Vegetation. So rekapitulierte er, was für eine Mischung er da versehentlich entdeckt hatte und stellte unter anderem fest, dass er (bisher für unmöglich gehalten) Aerobier (sauerstoffabhängige) und Anaerobier (Bakterien, die normalerweise nur ohne Sauerstoff leben können) gemischt hatte. Die Stoffwechselprodukte der einen, waren die Nahrung für die anderen.

Mit organischem Material zusammengebracht produzieren sie eine Fülle nützlicher Substanzen wie Vitamine, Enzyme, organische Säuren, mineralische Komplexverbindungen und verschiedene Antioxidantien.[41]

Sein Ergebnis wird mit sensationellen Erfolgen in Landwirtschaft, Viehzucht und beim Menschen eingesetzt, denn wo viele „guten“ ist kein Platz für „ungute“ Keime, wo EM, da z.B. keine Fäulnis.

Weitere Informationen und Eure eigenen effektiven Mikroorganismen bekommt Ihr bei EM-Beratern. (siehe Kap. 18)

---

41 www.emotion-mb.de

12.11 Fußreflexzonenmassage

Auf meine Bitte, etwas für meinen verspannten Nacken zu tun, hatte ich gehofft, ein wenig Thai- Massage zu bekommen, war erstmal enttäuscht, als die Dame sagte: „leg Dich auf die Liege, ich mach Dir ´ne Fußreflex". Nach einer halben Stunde Massage war mein Nacken butterweich – und sie hat ihn nicht einmal berührt !

Die nächste Erfahrung hat mich dann vollkommen überzeugt. Eine Fußpflegerin bearbeitete nicht meine Füße, nein, sie nahm Kontakt zu mir auf über die Füße und sagte mir auf den Kopf zu, was ich für Verhaltensmuster und Macken habe. Nach ihrer Behandlung waren nicht nur meine Füße gepflegt, mein ganzer Körper war therapiert – und nicht nur mein Körper – ich war auch mental erleichtert – seitdem ist sie nicht mehr eine Fußpflegerin, sondern Meine »Zauberfußkünstlerin«. (s.Kap.18)

12.12 Angewandte Kinesiologie

Kinesiologie benutzt den Muskeltest,
primär als diagnostisches Werkzeug.
(Kinese = Bewegung).
Wer sollte nicht schon mal den Arm ausstrecken
und „halten!" oder „drücken!", um von einem
„schädigenden" oder „günstigen"
Einfluss überzeugt zu werden?

Ich hatte die Kinesiologie schon als „nich mein Ding" ad Acta gelegt.

Das war zwar schon erstaunlich, dass die Therapeutin mich neben dem Brustbein rubbelt und daraufhin mein Muskel wieder stark wird, oder mich an den Haaren zieht und daraufhin mein Muskel schwach wird, aber ehrlich gesagt, habe ich von der Behandlung nicht viel und/oder dauerhaft etwas gemerkt...

- und dann kam Moni:

Auf dem Ehemaligen-Treffen an der Heilpraktiker-Schule schaute Moni mich an, stellte eine Verdachtsdiagnose und bat mich in einen Behandlungsraum, um diese zu untermauern. Ich sollte auf eine Liege liegen und mit meinem Bein gegen ihre Hand drücken – volle Lotte !

Na klar ! Ich Mann aus Stahl, schiebe Dich „ein Drittel meiner selbst" locker weg. - War auch so.

Dann legte sie ihre Hand an meinen Ellenbogen und mein starker Schenkel konnte ihrem zarten Ärmchen nicht mehr standhalten.

„Das gibt's ja nicht".

Sie wählte einige andere „Testmuskeln" an den Beinen und Armen und konnte sie alle nur mit einer leichten Berührung an bestimmten Hautstellen einfach „ausschalten".

„Das gibt's ja nicht – mach das nochmal". Und sie machte es nochmal. „Das will ich auch lernen, wo hast Du das gelernt?". Das ist viele Jahre und viele Kurse her. Inzwischen unterrichte ich selbst die Angewandte Kinesiologie.

Mit ihr lassen sich z.B. Becken- und Wirbelfehlstellungen feststellen und oft beheben; Medikamente und Nahrungsmittel auf Verträglichkeit und Bedarf testen u.v.m. (siehe Empfehlungen Kap. 18)

13 Was tun ? ...

... wenn die Füße riechen und die Nase läuft ?

Selbsthilfetipps

Bei fast jedem Symptom / Krankheitsbild müsste stehen: Nahrungmittel-Intoleranzen feststellen (lassen), Ernährungsumstellung, Darm sanieren, für geregelten Schlaf und für ausreichende Sauerstoff-versorgung sorgen u.v.m. (vergleiche Umschlag innen vorne), daher „nur" die individuellen Maßnahmen.

Generell gilt:

1. Nicht jedes Symptom gleich „wegmachen". Schmerz ist ein Zeichen, dass etwas nicht stimmt, dient also erstmal unserem Schutz. Fieber ist ein genialer Mechanismus, der auf verschiede Weise heilsam sein kann. Es ist nicht Ursache von Krankheit sondern ein Teil der körpereigenen Antwort darauf. Fiebersenkung verlängert eher den Krankheitsverlauf, sollte daher erst erfolgen, wenn das Fieber bedrohlich wird. Mit Durchfall versucht sich der Körper von etwas zu befreien (s.u.).

Daher sollten wir uns zuerst fragen, woher bzw. warum ein Symptom entsteht und daraus möglichst eine Einsicht gewinnen.

2. bei unklaren Symptomen den Heilpraktiker oder Arzt konsultieren!; keine unnötigen Arzneimittel einnehmen, im Zweifelsfall austesten lassen.

Abnehmen siehe Übergewicht

Allergie:
Orthomolekular: Zink, Selen (z.B. in PolyZink® von Symbiopharm)
Schüssler-Salze: 2, 4, 6, 8, 10: **Nr. 2** (Calcium – antiallergisch), Nr. 4 (Schleimhäute), Nr. 6 (Entgiftung), Nr. 8 (Schleim), Nr.10 (Urticaria)
(siehe auch S. 78 „Ekzem“ und S. 79 „Juckreiz“)
Im akuten Heuschnupfenanfall kann die Stimulation des Histamin-Punktes im Ohr die Beschwerden abmildern/beenden. Auffinden des Punktes: der Rechtshänder klappt sein linkes Ohr nach vorne.
Oben, innen – genau im Knick (wo es am druckempfindlichsten ist).

Arthritis / **A**rthrose:
Orthomolekular: Hyaluronsäure (z.B. Forever Active HA), Chondroitin-Sulfat
Pflanzlich: Boswellia serrata (indischer Weihrauch)
Homöopathie: Rhus tox.; bei Arthritis zusätzlich Ferrum phosphoricum
Homöopatische Komplexe: bei Arthrose Steirocall N®, bei Arthritis: Arthriplex®,
Schüssler-Salze: Nr. 3
Äußerlich aufzutragen: Aloe MSM Gel (FLP), Retterspitz® äußerlich

Blasenentzündung:
Viel trinken ! Um Erreger auszuschwemmen, vorzugsweise Kräutertee
Akutmittel bei brennenden Schmerzen in der Homöopathie ist Cantharis. Das Akutmittel der Schüssler-Salze die Nummer 3 (Fe phos) ergänzt durch Nr. 4 (Schleimhäute) und Nr. 7 (Muskulatur)

Mein absoluter Favorit ist allerdings ein homöopathisches Komplexmittel namens „BL Komplex 1“, dessen Beschaffung nur flott geht, wenn man es direkt bei der Mithras Apotheke bestellt.
Wenn Fieber dazu kommt, könnte das der Hinweis auf Komplikationen sein, sprich aufsteigende Infektion auf die Nieren. Spätestens jetzt solltest Du zum erfahrenen Heilpraktiker oder Arzt gehen.

Durchfall:
Durchfall ist keine Krankheit, sondern ein Symptom. Der Körper versucht, schädigende Stoffe beschleunigt loszuwerden. Wir unterstützen unseren Körper am besten, wenn wir den Verlust von Flüssigkeit und Spuren- und Mengenelementen ausgleichen. Cola und Salzstängel mögen als Merkhilfe dienen, aber es gibt bessere Lieferanten, z.B. Schüssler-Salze (v.a. Nr. 4 und Nr. 8, vgl. Kap. 12.1.), natürliches Salz (5.2.3) und in diesem Fall auch süße Getränke (außer Cola und Energy-Drinks), Homöopathie evtl. Arsenicum album (12.2)

Ekzem, z.B. juckender, krustender Hautausschlag
(siehe auch Juckreiz, Seite 76)
Hautpflegeöl-Rezeptur:
gebraucht wird Öl z.B. Hanföl, Distelöl, oder Rapsöl (reich z.B. an Linol- und Linolensäure, die heilend für die Haut und antientzündlich wirken; Vitamin E und A) – am besten austesten, welches am besten vertragen wird – z.B. mit einer kleinen Menge in der Ellenbeuge oder testen lassen, z.B. durch Kinesiologie.
(indischer) Weihrauch (reich an Boswellia-Säure: entzündungshemmend
Ölgemisch im Idealfall ansetzen, bevor es gebraucht wird. Ringelblumenblüten (Apotheke) in Öl ansetzen, – oder
Gemisch 3 Tage in der Sonne stehen lassen.
Dann Weihrauch mit Öl mörsern. - Dünn auftragen

Unterwäsche mit Silber tragen.
Trotz parfümfreier Wachmittel aus dem Bioladen, alle Wäsche in der Waschmaschine „extra spülen“.
Licht im UV-A 1- bis in den mittleren Blaubereich (Augenschutz!) tragen) tägliche Bestrahlung von steigender Dauer 5 – 20 Min.

Erkältung:
Rachenraum erwärmen z.B. mit heißem Tee, am besten mit entsprechenden Kräutern (z.B. Salbei).
Vitamin C, Ruhe (s.u. Infektionen)
Bei der Abwehr von Viren hilft: Zink, Metavirulent®

Herpes:
Orthomolekular: ZINK, Selen, B-Vitamine
v.a. bei Herpes labialis: Amethyst (lila Kristall) auf der Haut getragen, Schüssler-Salz Nr. 10
s.u. Nerven u. Infektion

Infektionen:
Orthomolekular: Zink und Selen,
Vitamin C (z.B. Absorbent C, FLP); Schüssler-Salz Nr. 3

Juckreiz:
Pflanzlich: Aloe-Vera Blattmark (Gel)
Cremes und Salben: Ekzevowen® derma von Weber&Weber
Das „Kortison der Homöopathen“ ist Cardiospermum (als Globuli oder Wirkstoff in Halicar®-Creme oder Salbe von der DHU).
Evtl. Retterspitz® äußerlich (Anleitung Ende des Kapitels)
(vgl. „Ekzem“, S. 75)
Bedenke auch: Es gibt 3 Haupt-Wege der Entgiftung: über den Harntrakt, über Leber/Galle/Darm und über die Haut, d.h. bei Juckreiz könnten die anderen beiden Organsysteme gestört sein.

Kopfschmerzen:
(sind ein riesiges Thema – wenn folgende Tipps nicht helfen, bitte einen Heilpraktiker oder Arzt aufsuchen)
Gut zu wissen: Das Gehirn benötigt zum Funktionieren vor allem genug Sauerstoff, genug Wasser und genug Glucose. (und damit das auch ankommt, genug Blut und Blutdruck). Wenn davon etwas fehlt, meldet es sich mit Kopfschmerz.
Unter Umständen hilfreich:
Viel reines Wasser trinken, „Sauerstoff tanken",
Schüssler-Salze: Nr. 7, (Nr. 10 bei Vergiftungskopfschmerz, z.B. „Kater")
bei häufiger auftretenden Kopfschmerzen: Entgiftung, z.B. Leberreinigung u.a.
.... und wenn es denn ein Medikament sein muss:

- sind Weidenrindenpräparate meist besser verträg lich als chemisch hergestellte Acetylsalicylsäu re-Präparate (z.B. Assalix® von Bionorica®)
- Zäpfchen: das venöse Blut des Rektums gelangt nicht direkt zur Leber. Das des Magens schon. Die Leber ist DAS Entgiftungsorgan des Verdau ungstraktes. Oral eingenommene Schmerz mittel stressen also zuerst die Leber, werden zum ande ren zum Teil von ihr abgebaut, sprich entschärft.

Krämpfe:
Viele wissen, dass Magnesium gebraucht wird, z.B. in Form von Schüssler-Salz Nr. 7. Viele wissen nicht, dass für dessen Aufnahme in die Zelle Kalzium benötigt wird, z.B. die Nr. 2

Müdigkeit:
(ist ein riesiges Thema – wenn folgende Tipps nicht helfen, bitte einen Heilpraktiker oder Arzt aufsuchen).
Für ausreichenden, regelmäßigen, aber nicht übermäßigen Schlaf sorgen.

„Müdigkeit ist der Schmerz der Leber“: evtl. hilft Lebertherapie, Leberreinigung, manchmal ist auch Ernährungsumstellung erforderlich (vgl. Kap. 5).
Müdigkeit ist auch ein wichtiges Symptom bei Blutarmut (Anämie), z.B. durch Eisenmangel oder Vitamin B-12-Mangel

Narben:
-entstörung: Akupunktur, Neuraltherapie,
Ionen-Salbe®, Biolyt-Salbe®,
- pflege: Olivenöl, Aloe vera Gel (FLP), Aloe Propolis Creme (FLP), Schüssler-Salz Nr. 1
-vorbeugung: Homöopathie: Cantharis

Nervenschmerzen
sowohl wenn das „Nervenkostüm blank liegt, als auch bei Schmerzen: (z.B. Ischias-, Trigeminus-)
Orthomolekular: Zink, B-Vitamine, v.a. B12 und Folsäure
Schüssler-Salze: Nr. 5 (4 u. 11:Nerven),
Pflanzlich: Johanniskraut
Homöopathie: Hypericum (Johanniskraut),
bei Entzündung: Ferrum phos., evtl. Rhus tox.
Bei Nervenschmerzen (z.B. Ischias-, Trigeminus-)
Schüssler-Salz Nr. 3 (akut), Nr. 7 (Muskeln)
Homöopathische Komplexe: Diluplex®, Neuralgietropfen®,

Psoriasis: siehe Ekzem

Schnupfen:
wässrig, glasklar: Schüssler-Salz Nr. 8
eiweißklar: Nr. 4; gelb: Nr. 6; grün: Nr. 10
(vgl. Infektionen)

Stiche: siehe Juckreiz

Übergewicht:
Bewegung (Kap. 10), Nahrungsmittelintoleranzen austesten lassen.
Alkohol meiden. (Nur) Wasser trinken, keine Softdrinks, Säfte etc.,
Wichtige Info: Insulin hemmt den Fettabbau. Auf den Verzehr, bzw. das Trinken von schnell resorbierbaren Kohlehydraten wird Insulin ausgeschüttet, daher dazwischen 4 bis 5 Stunden Zeit lassen (als Snacks, vielleicht Obst, Gemüse, Nüsse).
Schüssler-Salze: diffuses Hungergefühl: Nr. 5; (reiner) Schoko-ladenhunger: Nr. 7; Geräuchert, gewürzt, Senf, Ketchup: Nr. 2
Süssigkeiten, Mehlspeisen: Nr. 9

Verbrennung (1.Grades, Haut noch intakt, evtl. Blasen):
Küche: Soja-Soße (je dunkler, umso besser), Eiklar
Fensterbrett: Aloe-Vera-Blattmark, alternativ: Aloe Vera Gelly (FLP)
Kühlung mit Essigwasser.
Homöopathie: Urtica urens, Apis
Bei Verbrennung 2. und 3. Grades mit Alkohol (desinfiziert langanhaltend); Homöopathie: Cantharis (brennende Schmerzen)

Zystitis – siehe Blasenentzündung

14 Die Macht der Gedanken

In einem Bergwerk kam es zu einem Einsturz und einige Bergarbeiter wurden eingeschlossen. Sie waren sich gewiss, dass sie ausgegraben würden, aber ob der Sauerstoff lange genug reichen würde war fraglich. - Sie schätzten die Kubikmeter Luft ab und rechneten sich aus, wie lange die Luft für sie alle reichen würde. Einer hatte eine Uhr dabei und bekam den Auftrag, jede verronnene Stunde anzusagen.

Die Bergarbeiter wurden geborgen – alle lebendig, bis auf den „Zeitansager" - Es stellte sich heraus, dass er seine Kollegen angeschwindelt hatte, und nur alle zwei Stunden sagte, es wäre eine Stunde vergangen. Während die anderen also guter Hoffnung waren, WUSSTE der Zeitansager, dass die Luft nicht ausreicht, und verstarb durch – letztendlich seine Gedanken.

Leider gibt es sogar grausame Experimente mit Menschen zu diesem Thema: (wer sie sich nicht „reinziehen" möchte, überspringe den nächsten Abschnitt und lese bitte auf der nächsten Seite weiter)

Experiment 1:

In Amerika konnten zum Tode Verurteilte ihr Leben behalten, wenn Sie an einem Experiment teilnahmen: Sie wurden mit verbundenen Augen auf einen Stuhl gesetzt – Blutdruck und Puls wurden überwacht.

Dann wurde ihnen mit einem Stück Eis über die Pulsadern gefahren, und aus einem Schwamm wurde Wasser auf den Boden geplätschert. Sie „spürten", wie ihnen die Pulsadern aufgeschnitten wurden und hörten das Blut auf den Boden plätschern. Der Puls stieg, der Blutdruck sank und sie verstarben.[42]

---

[42] Ein Beispiel aus Michael Roads „Retreats"

Weitere Experimente an Menschen, bei denen ihr Tod in Kauf genommen wurde, fanden im Rahmen der sog. „40er Studien" statt, wie z.B. in „Ein medizinischer Insider packt aus" beschrieben. Leider bekam ich keine Erlaubnis des Verlages, diese hier wiederzugeben.

Es sind eindrückliche Beispiele für die entscheidende Macht der Gedanken. – bitte recherchiert ggf. selbst.

Unser „Kopf-Film" spielt so eine große Rolle.

Witzig beschrieben in der Geschichte von dem Hammer.[43] Einem Menschen fehlt der Hammer um einen Nagel in die Wand zu hauen. Er stellt sich vor, wie der Nachbar auf seine Bitte darum reagieren könnte und steigert die Vorstellung so weit, dass er letztendlich beim Nachbar anklopft und ihn anschreit, er solle seinen blöden Hammer behalten.

Wichtig im Umgang mit Gedanken:

Stell Dir NICHT einen Schneemann vor, der in der Sonne schmilzt.

Was für ein Bild hast Du vor Augen ?

Verneinung funktioniert im Umgang mit Gedanken nicht. Wenn wir also unser Leben mit Gedanken beeinflussen wollen, sollten wir uns nicht sagen: „Ich bin nicht krank" sondern „Ich bin gesund"

Genauso sollten wir nicht sagen:

„Ich werde gesund", denn dieser Satz besagt, dass wir es nicht sind.

---

[43] „Anleitung zum Unglücklichsein" Paul Watzlawick

Was hört sich machtvoller an:

Ich werde versuchen abzunehmen und esse keine Süssigkeiten mehr

oder

Ich ernähre mich gesund und erreiche wie von selbst mein Wunschgewicht.

Und formuliert Eure Wünsche konkret.

(Anleitungen dazu findet Ihr bestimmt in „The Secret" oder „Bestellungen beim Universum")

Egal, ob Du glaubst,

Du kannst etwas tun,

oder ob du glaubst,

Du kannst etwas nicht tun,

Du hast Recht.

Henry Ford

Neben sich treten

Genauso, wie wir bei der Meditation in die Beobachter-Rolle schlüpfen, können wir es in anderen Situationen.

Beispiel:

Ich fahr gerade so an der Geschwindigkeits-„Vertretbarkeitsgrenze“, da überholt mich doch so ein unvorsichtiger Mensch*.

Ich überlege mir gerade, ob ich ihn XXXXXXX** oder

XXXXXXXXX** soll,

* von der Redaktion geändert

** von der Redaktion gestrichen

da kommt mir plötzlich der Gedanke: „Schau Dich mal an“ (nicht wertend), und ich schau mich tatsächlich mal von außen an und muss kichern, in welche Rolle ich da gerutscht bin...

allein damit bin ich raus aus der Rolle und kann wieder besonnen weiterfahren.

Sooo, wenn das klappt, sich mal von außen anzusehen, kann es auch bei meinem Gegenüber klappen: Kann ich mich in seine Lage versetzen und mir vorstellen, in welcher Rolle mein Gegenüber gerade steckt und was ihn dazu antreibt ?

Vielleicht ist er mir gegenüber nicht verschlossen, sondern nur unsicher. Vielleicht interpretiere ich seine Reaktionen falsch.

15 Dein Fernseher lügt !

Es glaubt hoffentlich keiner, dass die Schnitte aus Milch, Zucker, Weizen ein gesunder Pausensnack sei; Arbeit, Sport und Spiel machen mobil – ein Schokoriegel macht dick und träge.

- Die Werbung lügt.

Aber es kommt noch schlimmer: „Etikettenschwindel“

Hier nur ein paar Beispiele:

Eine Orange darf man als „unbehandelt“ anpreisen, wenn sie **seit der Ernte** nicht mehr behandelt wurde. Was davor an Giftstoffen aufgebracht wurde, interessiert in dem Fall nicht.

Ein Öl darf als „kalt gepresst“ verkauft werden, wenn es beim Pressen nicht zusätzlich von außen erhitzt wurde. Dass es durch den hohen Druck durch die Mühle gepresst wird und seine Temperatur auf 85 – 95 Grad und ggf. noch höher erhitzt wird kann verschwiegen werden. Die vorherige Erhitzung auf 120 Grad und die anschließende Wasserdampfbehandlung bei 270 Grad muss nicht deklariert werden. Ab 42 Grad nehmen Vitalstoffe Schaden, solche Öle werden wertlos, ja sogar schädlich.[44] (vgl. 5.2.6)

Aloe Vera Saft darf als 100 % Aloe Vera Saft verkauft werden, selbst wenn 90 % mit Wasser aufgefüllt wurde, denn Wasser ist nicht nachweispflichtig.

„Natürliche Zitronensäure“ kommt meist nicht aus Zitronen. Es ist ein Zwischenprodukt des sog. Citratzyklus, der eine entscheidende Rolle im Kohlehydrat- und Fettsäure-Stoffwechsel aller sauerstoffverbrauchenden Le-

---

[44] Ölwechsel für Ihren Körper ! Reiner Schmid

bewesen spielt. Citronensäure wird heutzutage industriell mit einer Variante des Schimmelpilzes Aspergillus niger gewonnen[45].

Es gibt ganze Bücher über solche Skandale. Glaubt mir nicht – glaubt auf keinen Fall der Werbung - recherchiert selbst.

[45] Wikipedia, April 2011

16 Keine Angst!

Deiner Seele passiert nichts!

Glaubst Du, dass das göttliche „Endziel" schlecht ausgehen könnte?

Du bist als Seele jetzt in diesen Körper gekommen, um Erfahrungen zu machen.

Und Du hast Dir spannende Zeiten ausgesucht.

Du hast schon 1996 die Endzeit (Nostradamus Voraussagungen) überstanden, 1998 die Mondfinsternis und nicht zu vergessen die Millenium-Endzeit der Jahrtausendwende. Erst kürzlich hast Du mit dem Ende von 2012 auch das Ende des Maya-Kalenders erfolgreich abgeschlossen.

Möglicherweise er- und überleben wir auch

- eine mögliche Inflation oder Deflation
- eine mögliche Weltwirtschaftskrise
- eine mögliche Sonnenverwerfung, die eine ganz neue Energie zur Erde bringt
- den Übergang in das „Wassermann-Zeitalter"
- die Magnetwelle aus dem All, die sämtliche Da tenspeicher löscht
- Roland Emmerichs Auseinanderbrechen der Kontinente

Der Karmapa (der Höchste Lama des tibetischen Buddhismus) kündigt seine Reinkarnation an – es sind schon 21 Karmapas prophezeit – zur Zeit amtiert der 17. Karmapa.

Da glauben wir doch lieber den Tibetern. – Da haben wir noch mindestens vier Generationen - und nicht den Maya, die uns gerade mal bis Dezember 2012 gegeben haben.

Vielleicht schaffen wir es sogar, den Tag so zu nehmen, wie er kommt, ganz ohne Sorgen und Ängste.

Der Mensch hat schon immer seine Bedrohungen gehabt.

Waren es in Deutschland früher Wölfe, Bären, Hunger und raffgierige, rücksichtslose Machthaber,

sind es heute Elektrosmog, Verkauf von Wasserrechten, das Verhungern an vollen Tischen und raffgierige, rücksichtslose Machthaber.

„Und was ist Angst vor der Not,
wenn nicht selbst bereits Not?
Ist nicht die Furcht vor dem Durst,
wenn Dein Brunnen gefüllt ist,
der wahrhaft unstillbare Durst?[46]"

---

[46] Aus „Der Prophet" von Khalil Gibran

17 Was mich weiter gebracht hat

Bücher

„Der Junge ohne Schatten“ von Michael Roads
„Unterwegs in die nächste Dimension“ von Clemens Kuby
Romane: „Die Nebel von Avalon“ Marion Zimmer Bradley; „Die Prophezeiungen von Celestine“ von James Redfield; „Eat, Pray, Love“ von Elisabeth Gilbert

Filme und CDs, die mich weiter gebracht haben

Dokumentarfilm: „Lichtnahrung“
Spielfilme: „Matrix“, „Die Truman-Show“, „A beautyful Mind“
CDs: Eckhart Tolle „Jetzt – die Kraft der Gegenwart“, Meditations-CDs vom DeHypno® Verlag, z.B. „Bodytrance“

Therapien / Seminare

Michael Roads Retreats; Psychosomatische Energetik
Casriel-Bonding-Therapie; Enneagramm-Seminare

Weitere Buchempfehlungen:
„Heirate dich selbst“, Veit Lindau, ISBN 978-3-424-63073-2
„Zivilisatoselos: Leben frei von den Zivilisationskrankheiten unserer Zeit“ von Peter Jentschura, ISBN 978-3933874306
„Ein medizinischer Insider packt aus“ Prof. Dr. Peter Yoda, Sensei-Verlag, ISBN 978-3-932576-72-0
„Wie Sie Ihren Arzt davon abhalten, Sie umzubringen“ Vernon Coleman, Kopp-Verlag;
Romane: „Das letzte Symbol“ und die anderen Bücher von Dan Brown, Lübbe-Verlag; Politkrimis: „Die letzte Flucht“ und „Fremde Wasser“ von Wolfgang Schorlau, Paperbacks bei Kiepenheuer & Witsch (KiWi)

Humor: „Sei kein Frosch, mach mir den Prinzen“ Violetta Simon, Knaur-Verlag, ISBN 978-3-426-78173-9; „Der Hundertjährige, der aus dem Fenster stieg und verschwand“ von Jonas Jonasson bei carl´s books

18 Empfehlungen / Adressen:

Adressen mit der Abkürzung (AV) halten Aloe Vera Produkte bereit, mit der Abkürzung (LP) halten LifePlus Produkte bereit.

Heilpraktiker:

Häufige Therapieformen wie folgt abgekürzt:

Angewandte Kinesiologie (AK) Akupunktur (Aku)
Bach-Blüten (BB) Dorn-Therapie (DO)
Fußreflexzonenmassage (FR) Homöopathie (Hom)
Neuraltherapie (NT) Ohrakupunktur (OA)
Osteopathie (Os) Physiotherapie (Physio)
Reiki (R) Schüssler Salze (Sa)
Traditionelle Thai-Massage (TM) Schröpfen (Sch)
Traditionelle Chinesische Medizin (TCM)

72355 Schörzingen: Karin Schnelke (Aku, OA, Dunkelfeld, Cranio-Sacral-Therapie u.a.) Hauptstr. 53, Tel.: 07427 – 9317707 www.naturheilkunde-schnelke.de

78048 VS-Villingen: Anke Grauer (AK, Aku, Hom, NT, OA, Sa, Sch, Aderlass, Eigenblut, Labor, Sanfte Chiropraktik) Tel.: 07721 – 63635 www.naturheilpraxis-grauer.de

78048 VS-Villingen: Karin Schnelke (s.o.) Berliner Str. 23, Dienstleistungszentrum Goldenbühl

78050 VS-Villingen: Bianca Seitler (Aku, DO, FR, OA, Iridiologie) Herdstr. 79, Tel.: 07721-9168270 www.bianca-seitler.de

78087 Mönchweiler: Christine Winker, Psychosomatische Energetik (PSE, DO, OA, R, u.a.) Mühlenstr. 4, Tel.: 07721 - 506624 www.wege-zur-heilung.com

78089 Unterkirnach: Christopher Thiele, (AK, Aku, OA, R, Sch, Sa) (AV, LP) Fohrenweg 20, Tel.: 07721 – 504010 www.prana-zentrum.de

78089 Unterkirnach: Gabi Mahler (AK, FR, DO, Breuss-/ Hock-, Bowen-Therapie)
Kirnachweg 6, Tel.: 0171 – 5266318
www.gabimahler.de

78112 St. Georgen: Hans-Peter Stoll (Os)
Gerwigstraße 1, Tel.: 07724 - 918044

78112 St. Georgen-Peterzell: Angelika Körner (Hypnotherapie, Angst- und Stressbewältigung Lernberatung, Naturheilverfahren)
Joh.-Aberle-Str. 2, Tel.: 07724 – 9319798
www.koerner-naturheilpraxis.de

78112 St. Georgen-Peterzell: Ursula Sauter-Müller (AK, OA, NT, Sa, Sch, Quantenheilung u.a.)
Joh.-Aberle-Str. 2, Tel.: 07724 - 8298900
www.naturheilpraxis-sauter-mueller.de

78126 Königsfeld: Karin Bayerle (AK, Aku, OA, TM, Urinfunktionsdiagnostik)
Burgbergstr. 2, Tel.: 07725 - 7039
www.naturheilpraxis-bayerle.de

78136 Schonach: Petra Reiker, (AK, OA, Massagen, Urinfunktionsdiagnostik, Vitalwellentherapie, Yoga), Hermann-Burger-Str. 20.
Tel.: 07722 - 917156 o. 216822

78136 Schonach: Timo Pilz (BB, DO, Aku, OA, AK, FR, Labor, Dunkelfeld, Frequenztomographie)
Hauptstr. 32, Tel.: 07722 - 918660
www.timo-pilz.de

78141 Schönwald: Gabi Mahler, (s.o. 78089)
Naturheilpraxis im Hotel im zum Ochsen

78183 Hüfingen-Mundelfingen: Anja Kuttruff-Bäurer (Hom, BB), Peter-Thumb-Str. 41
Tel.: 07707 – 9399

78183 Hüfingen: Bernadette Eppler (Sa, BB, u.a.)
Buchenweg 4, Tel.: 0771 – 8969096

78199 Bräunlingen-Döggingen, Antje Schütz (AK, Aku, BB, Hom, OA, Sa, Sch, NT, Quantenheilung u.a.) Tel.: 07707 – 233025, www.antjeschuetz.de

78333 Stockach: Markus Eberhardt (TCM, Myoreflex therapie, Physio)
Pfarrstraße 11a, Tel.: 07771- 6302177
www.eberhardt-therapie.de

78628 Rottweil: Felicitas Bauer (OA, DO-/Breuss-Craniosacral-Therapie, Myofacial Release u.a.)
Im Geigenrain 11, Tel.: 0741 – 94253828
www.felicitas-bauer.de

78713 Schramberg-Sulgen: Andreas Hummel (Hom, FR, OA, Os) Lindenstraße 6
Tel.: 07422 – 2577266
www.hummel-therapie.de

Angewandte Kinesiologie (AK), Akupunktur (Aku), Bach-Blüten (BB), Dorn-Therapie (DO), Fußreflexzonenmassage (FR), Homöopathie (Hom), Neuraltherapie (NT), Ohrakupunktur (OA), Osteopathie (Os), Physiotherapie (Physio), Reiki (R), Schröpfen (Sch), Schüssler Salze (Sa), Traditionelle Chinesische Medizin (TCM), Traditionelle Thai-Massage (TM)

Heilpraktiker-Schule:

78089 Unterkirnach
Heilpraktikerschule Christopher Thiele
im Prana-Zentrum (www.Prana-Zentrum.de)
Tel.: 07721 – 50 40 10
eMail: info@prana-zentrum.de

Bioläden und Reformhäuser:

78112 St. Georgen: Naturkost Angela Hoppe
Gerwigstraße 17, Tel.: 07724 - 918399

78713 Schramberg: Naturo Reformhaus
Gunther Winterer, Oberndorfer Str. 43
Tel.: 07422 - 4624

Demeter-Hof
78166 Donaueschingen
B. Mössner, Obst und Gemüse
Hauptstraße 18, Tel.: 0172 – 7149290
Verkauf auf den Wochenmärkten:
Freitag in Donaueschingen
Mittwoch und Samstag in Villingen

EM-Berater (Effektive Mikroorganismen)
78089 Unterkirnach: Alexandra Cebulla-Maier und Klaus Maier, Gasthaus zum Auerhahn, Neuhäusle 1, Tel.: 07727 – 1330
78658 Rottweil: EMotion-mb, Marianne Burgbacher Königstrasse 60, Tel.: 0741 – 34895050 www.emotion-mb.de
78658 Rottweil: Naturgasthaus Bettlinsbad Marianne Burgbacher, Bettlinsbad 1 Tel.: 0741 – 34893393 www.bettlinsbad.de

Ernährungsberatung
78089 Unterkirnach: Simone Pabst lebensWERTE, Drosselweg 9 Tel.: 07721 - 9161221 www.lebenswerte-ernaehrung.de

Fußreflexzonenmassage (FR):
78089 Unterkirnach: Gabi Mahler, siehe HP
78136 Schonach: Timo Pilz, siehe HP
78713 Schramberg-Sulgen, Andreas Hummel, s. HP
78737 Fluorn-Winzeln: Sabine Österle, Hand und Fußstudio, Brühlstr. 23 Tel.: 07402 - 1306

Kosmetik (ohne allergieauslösende Stoffe):
78054 VS-Schwenningen: Uschi Stark Karlstraße 73, Tel.: 07720 - 9955988

Kurse, Seminare, Workshops
78089 Unterkirnach: Prana-Zentrum
Tel.: 07721 – 50 40 10
www.Prana-Zentrum.de

Osteopathie:
78054 VS-Schwenningen: Christine Baur, siehe HP
78112 St. Georgen: Hans-Peter Stoll, siehe HP
78713 Schramberg-Sulgen: Andreas Hummel, s. HP

Physiotherapie
78054 VS-Schwenningen: Christine Baur, siehe HP
78112 St. Georgen: Hans-Peter Stoll, s. HP
78166 Donaueschingen-Wolterdingen: Harry Schmider
Tannenweg 3, Tel.: 07705 - 977810
78333 Stockach: Markus Eberhard, s. HP
78713 Schramberg-Sulgen: Andreas Hummel, s. HP

Thai-Massage:
78054 VS-Schwenningen: Uschi Stark,
Karlstraße 73, Tel.: 07720 - 9955988
78087 Mönchweiler: Christine Winker, s. HP
78126 Königsfeld: Karin Bayerle, s. HP
78112 St. Georgen: Ursula Sauter-Müller, s. HP
78112 St. Georgen: Angelika Körner, s. HP
78136 Schonach, Timo Pilz, s. HP
78136 Schonach, Petra Reiker, s. HP
78199 Bräunlingen-Döggingen, Antje Schütz, s. HP

Thai-Massage-Ausbildung:
78089 Unterkirnach: Christopher Thiele, s. HP

Quellenangaben:

„Fit in die Kiste – Die Basismethode“ von Burkhard Sieper und Michael Eisenmann, Ganzheitsverlag Sieper&Eisenmann, ISBN 3-00-012828-X

„BodyReset“ Jacky Gehring, Sivita-Verlag, ISBN 978-3-907875-00-1

„Antlitzanalyse in der Biochemie nach Dr. Schüßler“ Thomas Feichtinger, Susana Niedan, Haug-Verlag ISBN 3-8304-7151-3

„Die Kunst des Schröpfens“, Hedwig Piotrowski-Manz, Sonntag-Verlag ISBN 978-3-8304-9169-9

„Die wundersame Leber & Gallenblasenreinigung. Ein kraftvolles Verfahren für die Verbesserung Ihrer Gesundheit und Vitalität“ von Andreas Moritz, voxverlag.de, ISBN 978-3981221503

„Heilung ist möglich. Eine revolutionäre Technik zur Behandlung chronischer Erkrankungen“ von Huld R. Clark, Droemer Knaur-Verlag, ISBN 978-3426870181

„Der Prophet“ Khalil Gibran, Walter-Verlag, ISBN 3-530-26719-8

„Die Deflation kommt“ Günter Hannich, Kopp-Verlag, ISBN 978-3-942016-50-6

„Systemische Entgiftung – Bestandsaufnahme und kritische Evaluierung gängiger Ausleitungsverfahren und -mittel“ Fachinformation für Therapeuten von Dr. Heinz Reinwald (dr.reinwald healthcare gmbh + co kg)

„Ölwechsel für Ihren Körper!, Gesund, vital und schön mit naturbelassenen Ölen“ Reiner Schmid, ISBN 978-3-927676-16-9

„Weizenwampe - Warum Weizen dick und krank macht“ Dr. med. William Davis; Goldmann-Verlag; ISBN 978-3-442-17358-7

„Das Steiner Prinzip“ von Mathias Steiner (Olympiasieger Gewichtheben) Südwest-Verlag, ISBN 978-3-517-09421-2

Medizinische Fachbücher
von Christopher Thiele

Mensch, Körper pocket, 2. Auflage, 1. Jun. 2010
Einführung in Bau, Funktion und Krankheit
Börm-Bruckmeier-Verlag, ISBN 978-3898627122

Mensch, Körper pocket XXL: in 3 Bänden, 4. Okt. 2010
Einführung in Bau, Funktion und Krankheit
Börm-Bruckmeier-Verlag, ISBN 978-3898627122

Heilpraktiker Kompaktwissen pocket, 6. Auflage
25. April 2012: Es steht vielleicht nicht alles darin, was Sie für die HP-Prüfung brauchen, aber alles was darin steht, brauchen Sie für die Heilpraktikerprüfung.
Börm-Bruckmeier-Verlag, ISBN 978-3898627344

als App: Heilpraktiker pocket, 4. Jan. 2014
ASIN: B00HNOEASO

Prüfungscoach mündliche Heilpraktikerprüfung
16. April 2014: Machen Sie sich vorab mit Frageformen, Abläufen und Inhalten der amtsärztlichen Prüfung vertraut. Häufige Fragestellungen mit Antworten, Blickdiagnosen, Schnittbilder, u.v.m.
Schattauer-Verlag ISBN-13: 978-3794530588

Nimm Dir Zeit zum Arbeiten.
Das ist der Preis für den Erfolg!

Nimm Dir Zeit zum Nachdenken.
Das ist die Quelle der Kraft!

Nimm Dir Zeit zum Spielen.
Das ist das Geheimnis der Jugend!

Nimm Dir Zeit zum Lesen.
Das ist das Fundament des Wissens!

Nimm Dir Zeit für die Andacht.
Das wischt den irdischen Staub von Deinen Augen!

Nimm Dir Zeit für die Freude.
Das ist die Quelle des Glücks!

Nimm Dir Zeit für die Liebe.
Das ist das Sakrament des Lebens!

Nimm Dir Zeit zum Träumen.
Das zieht die Seele zu den Sternen hinauf!

Nimm Dir Zeit zum Lachen.
Das hilft, die Bürden des Lebens tragen!

Nimm Dir Zeit zum Planen.
Dann hast Du für die übrigen neun Dinge Zeit genug !

„You´re an immortal being.

How can you have problems with time ?“

Michael Roads

(Du bist ein unsterbliches Wesen. -

Wie kannst Du Probleme mit der Zeit haben ?)

Du und Ich

aber auch dieses Werk wachsen ständig,

auch noch nach dem Drucktermin.

Ich hoffe auf regen Austausch,

Eurer Feedback

weitere Informationen, Links,

schöne Sprüche und Bilder

unter

www.Einsichten-erhöhen-die-Aussichten.de

„Heute ist der erste Tag vom Rest Deines Lebens!“

12.9 Urinfunktionsdiagnostik (UfD)

Im Urin spiegelt sich wider, wie der Körper funktioniert. Glücklicherweise müssen wir ihn heute dazu nicht mehr schmecken.

Funktionen und Funktionszusammenhänge der einzelnen Organe werden sichtbar gemacht, indem dem Morgenurin verschieden Chemikalien zugesetzt werden, die beim Kranken Farbphänomene und Ausfällungen zeigen. Von diesen lässt sich ableiten, ob Ernährungsfehler, Leberschwäche, Stoffwechselfehler, Herzinsuffizienz, Neigung zu Steinbildungen, leider auch manchmal bösartige Geschehen vorliegen.

Therapiert wird meist mit spagyrischen (rein pflanzlichen) Arzneimitteln. Genaueres erfahrt Ihr z.B. bei Karin Bayerle und Petra Reiker (s. Kap. 18)

12.10 Dunkelfeldmikroskopie

Vor dem Auge des Betrachters zeigt sich ein beeindruckender „Sternenhimmel“ - der aus dem Vitalblut, dem lebenden Blut besteht, den verschiedenen Blutzellen, aber auch Bakterien, Viren u.v.m.

Das Dunkelfeld-Mikroskop zeigt mehr als ein normales Mikroskop. Es wurde mir veranschaulicht mit dem Vergleich mit der Luft, die wir als leer und sauber ansehen, im Lichtkegel z.B. eines Diaprojektors aber viele Schwebeteilchen erkennen.

Aus den Veränderungen im Blut leitet sich die Therapie ab, deren Erfolg sich wiederum im Blut niederschlägt. Genaueres erfahrt Ihr z.B. bei Timo Pilz (s. Kap. 18)